VARIATIONS

DE LA

CRASE HÉMATIQUE

sous l'action des

FERMENTS MÉTALLIQUES

PAR

Le Docteur Raoul de LAURE

PARIS

ÉDITEUR

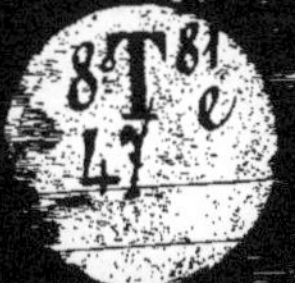

CHAPITRE PREMIER

Considérations générales sur les ferments métalliques.

Art. I. — INTRODUCTION

M. le professeur A. Robin a proposé de donner le nom de *ferments métalliques* aux solutions colloïdales de certains métaux, principalement des métaux précieux : or, argent, platine, palladium, etc.

Ces solutions injectées dans l'organisme produisent divers effets physiologiques importants. Nous nous proposons dans cette thèse d'étudier l'un d'eux, la variation subie par les éléments figurés du sang et les conséquences thérapeutiques qui peuvent en résulter après avoir brièvement rappelé la nature et les propriétés des ferments métalliques.

Mais auparavant, nous tenons à adresser l'expression de notre profonde reconnaissance à tous ceux qui nous ont aidé de leurs conseils et encouragé par leur bienveillance pendant notre travail.

En premier lieu, à notre cher maître M. le professeur Albert Robin, qui nous a indiqué le sujet de cette thèse, guidé pendant son exécution et nous a permis de prendre nos observations en mettant généreusement à notre disposition les ressources de son service et de son laboratoire à l'hôpital Beaujon. C'est à lui que revient l'honneur d'avoir introduit en thérapeuthique les ferments métalliques et d'avoir étudié leurs effets physiologiques ; cette thèse, qui est la vérification expérimentale et clinique de l'un d'eux, dérive directement de ses beaux travaux.

Ensuite à MM. les docteurs G. Bardet et P.-Emile Weill, ses collaborateurs, pour les indications précieuses qu'ils ont bien voulu nous fournir.

M. Bournigault, son chef de laboratoire, a bien voulu nous faire profiter de sa science et de son expérience en nous servant de guide pour la partie technique de notre travail avec une bienveillance dont nous tenons à le remercier tout particulièrement.

Enfin, MM. les docteurs Michel et Bertherand, ses chefs de clinique, MM. Claret et Gy, ses internes, et toutes les personnes composant son service nous ont toujours témoigné une bienveillance dont nous leur sommes profondément reconnaissant.

Art. II. — *Nature des ferments métalliques.*

§. *Des solutions colloïdales en général.* — Les ferments métalliques, avons-nous dit, sont constitués par les solutions colloïdales de certains métaux. Qu'appelle-t-on solution colloïdale ? M. Stodel le résume ainsi (1) :

« Le fait général qui permet de grouper tous les phénomènes présentés par les solutions colloïdales est qu'*elles ne sont pas homogènes*.

« Une solution vraie a une même composition en toutes ses parties, si petites qu'on les prenne ; au contraire, une solution colloïdale apparaît comme essentiellement constituée par deux parties : elle est formée par des granules extrêmement petits en suspension dans un liquide.

« La preuve de l'existence de ces granules dans toutes les solutions colloïdales quelles qu'elles soient réside surtout dans les propriétés optiques de ces solutions.

« On sait depuis Tyndall que la présence de poussières ou de gouttelettes extrêmement fines dans un gaz ou dans une solution peut toujours être mise en évidence en faisant passer un rayon lumineux à travers ce gaz ou à travers cette solution. Les poussières diffusent la lumière et les granulations deviennent visibles pour un observateur placé en dehors du trajet du faisceau lumineux incident.

« Toutes les solutions colloïdales diffusent la lumière. Cette propriété a permis d'affirmer la présence de granulations en suspension dans ces solutions. Bien plus, c'est en utilisant cette propriété elle-même que MM. Siedentopf et Zsigmondy, puis MM. Cotton et Mouton ont réussi par leurs procédés d'examen ultra-microscopique à faire voir ces granulations.

« Leur procédé consiste en somme à armer du microscope

____

(1) *Revue scientifique*, 7 janvier 1905. Les colloïdes en biologie.

l'œil de l'observateur placé en dehors du faisceau lumineux pénétrant dans une solution colloïdale, de telle façon que la direction du rayon visuel soit perpendiculaire à la direction du rayon incident à la solution ; ce qui permet à l'observateur de voir des granulations beaucoup plus petites que celles que l'on peut apercevoir à l'œil nu dans le faisceau de Tyndall.

« Dans toutes les solutions colloïdales examinées par ce procédé, on voit des granulations. Ces granulations, dont l'ordre de grandeur est du $\dfrac{1}{100.000}$ de millimètre, sont de grosseurs variables ; elles apparaissent sous forme de points lumineux, et l'aspect que présentent ces solutions a été comparé par les auteurs au ciel étoilé ».

Ainsi les solutions colloïdales sont en réalité non des dissolutions véritables, mais bien des suspensions dans l'eau de particules très fines d'un corps donné. Certains corps, les colloïdes proprement dits, non seulement donnent naturellement ces solutions lorsque l'on tente de les mélanger à l'eau, mais encore se présentent assez fréquemment dans la nature sous forme de solutions colloïdales pour que ce soit une de leurs propriétés caractéristiques, ce qui leur a valu le nom de colloïdes naturels : tels sont l'amidon, la gomme, la dextrine, etc.

D'autres corps au contraire, et nous verrons que ce sont ceux dont la molécule ne peut pas contenir d'eau, ne forment de pareilles solutions que dans des conditions particulières et rares, et pour les obtenir artificiellement il faut employer des modes de préparations chimiques ou physiques appropriés ; c'est le cas pour les métaux.

La constitution même des solutions colloïdales, fait en effet prévoir que l'on pourra en obtenir avec les corps qui ne sont ni solubles dans l'eau, ni capables de se combiner avec elle pour former des corps nouveaux toutes les fois que l'on pourra parvenir, par un artifice, à les pulvériser dans le sein du liquide en particules, suffisamment ténues pour rester en suspension ; c'est en effet ce que l'on obtient soit par la voie chimique en produisant des précipités très fins, soit par la voie électrique en arrachant au moyen de décharges répétées, des particules également très fines à des électrodes du métal voulu.

C'est ce qu'ont fait différents expérimentateurs après que Graham eut en 1850 montré la nature des solutions colloïdales au cours de ses travaux sur la dialyse.

ARTICLE III. — *Résumé historique*

Dès 1857, Faraday avait réussi à obtenir des solutions colloïdales d'or par l'action du phosphore jaune sur le chlorure d'or.

Cependant l'étude des solutions colloïdales métalliques n'a pris un grand développement que dans ces dernières années, grâce aux progrès de la physico chimie et à ses nouveaux procédés d'investigation.

Le premier de ces corps dont l'apparition ait eu du retentissement fut le collargol ou argent colloïdal de Carey Lea. En 1889, cet expérimentateur prépara en effet par voie chimique, un corps qu'il supposa être une forme allotropique de l'argent. Il faisait agir en solutions, du sulfate de fer et du carbonate de soude sur de l'azotate d'argent, obtenait un précipité qui, lavé par une solution de citrate donnait le collargol. Cet argent soluble se présentait sous l'aspect d'un liquide rouge sombre, presque opaque. Desséché, il est constitué par une poudre composée de grains noirs à reflets métalliques, soluble dans l'eau dans la proportion de 1 pour 25 sous forme non de solution vraie mais de suspension colloïdale. Préparé sous le nom de Collargolum Crédé, on lui a prêté en thérapeutique une action antiseptique puissante, et il a été expérimenté en onctions et en injections sous cutanées. La clinique ne semble cependant pas avoir confirmé les propriétés de ce corps car son emploi ne s'est pas répandu.

M. M. Hanriot a d'ailleurs démontré que le collargol n'était pas un véritable état allotropique de l'argent mais bien un sel d'un acide spécial, l'acide collargolique.

Paal prépara vers la même époque un argent colloïdal qui est identique à celui de Carey Lea.

Plus tard, Schneider prépara un argent colloïdal véritable ; Billitzer, Lottermoser et von Meyer. Zsygmondy et Müller travaillèrent aussi cette question.

Mais ce fut Guthier qui lui fit faire les plus grands progrès et arriva à préparer par voie chimique les solutions colloïdales d'un grand nombre de métaux, or, argent, cuivre, platine, mercure, sélénium, tellure. Il obtenait ces solutions en faisant réduire un sel du métal voulu soit par l'hydrate d'hydrazine, soit par le chlorhydrate d'hydroxylamine,

Enfin tout dernièrement, M. Trillat (1) a étudié très complètement les actions physiologiques et chimiques du manganèse colloïdal. Il obtient ce corps en versant du chlorure manganeux dissout dans une solution d'albumine à 3 0/0 et ajoutant 1 0/0 d'une solution alcaline titrée, le tout à l'abri de l'air. Il se forme un précipité blanc qui se redissout immédiatement, et la solution qui contient le manganèse colloïdal reste limpide.

Le procédé électrique pour l'obtention des solutions colloïdales métalliques fut employé d'abord par Haber qui prépara l'or colloïdal. Mais ce fut Bredig qui perfectionna et étudia complètement ce procédé et obtint ainsi les solutions colloïdales de la plupart des métaux.

Enfin M. Henry a obtenu tout dernièrement par un procédé nouveau qu'il n'a pas encore publié des corps dans un état spécial tel qu'ils donnent directement avec l'eau, des suspensions colloïdales stables.

ARTICLE IV. — *Propriétés des ferments métalliques*

Ainsi que nous l'avons vu, la dénomination de solutions colloïdales est impropre, puisque c'est en réalité de suspensions qu'il s'agit. Ces suspensions ne présentent en effet aucun des caractères des solutions vraies ; leur point de congé-

(1) Sur le rôle d'oxydases que peuvent jouer les sels manganeux en présence d'un colloïde. — Acad. des sciences, t. CXXXVIII n° 5. — 1er février 1904.

lation est à 0°, et leur point d'ébullition à 100° comme pour l'eau, tandis que les températures de congélation des solutions varient suivant la nature et la quantité du corps dissout. De plus leur précipitabilité obéit à des lois spéciales toutes différentes de celles des solutions.

Il est vrai que le microscope ne permet jamais de voir directement les particules et que dans certaines solutions, par exemple, l'argent colloïdal obtenue par voie chimique, l'éclairage de Tyndall même ne permet pas de déceler leur présence. Cela tient à l'extrême ténuité de ces poussières métalliques, qui sont de l'ordre de grandeur de la longueur d'onde. On a essayé de déterminer approximativement cette grandeur. Barus en les comparant aux pores des filtres de porcelaine pense que 10^9 molécules aggrégées peuvent encore traverser ces pores. M. Lobry de Bruyn, par les procédés optiques et cryoscopiques arrive à donner aux granules un diamètre d'environ 5 à 10 $\mu\mu$.

On distingue les solutions colloïdales métalliques en hydrosols et organosols. Les hydrosols sont les solutions ne contenant en présence que l'eau et le métal pur, tandis que dans les organosols le métal est maintenu à l'état colloïdal, grâce à la présence d'un corps organique quelconque. Dans ces dernières solutions, le granule est composé d'un granule organique auquel est incorporée la particule métallique, et la suspension est maintenue par la quantité d'eau absorbée par la substance organique.

D'une façon générale, les hydrosols sont obtenus par la méthode de l'arc électrique et les organosols par la voie chimique.

On donne le nom de *gels* aux dépôts obtenus par la pré-

— 13 —

cipitation du métal, les hydrosols donnant des hydrogels et les organosols des organogels.

Les solutions colloïdales précipitent en effet facilement et c'est même un sérieux inconvénient pour leur emploi clinique. M. Albert Robin dit à ce sujet :

« L'altérabilité des solutions métalliques est très grande et c'est une question qu'il est bon d'envisager au point de vue pratique, car plus d'une déconvenue pourra se produire par l'usage de solutions *déséquilibrées*. Il est évident, quand on examine les faits, que l'apparence physique du produit peut subsister, sans que cependant il possède les mêmes propriétés. Nous avons constaté souvent qu'une solution d'or, par exemple, après avoir subi la stérilisation à 110°, voit diminuer considérablement ses propriétés d'agent catalytique. Si le chauffage a été porté à 120°, une partie seulement de l'or se précipite, mais cependant la solution filtrée reste encore foncée et retient une quantité très suffisante de métal dissous, nonobstant ce liquide a perdu complètement ses propriétés. L'aspect physique n'est donc pas une garantie de l'activité des solutions de métaux-ferments et l'examen physiologique est donc nécessaire pour garantir l'activité.

« D'autre part, la conservation des solutions avec toute leur énergie n'est possible que dans des conditions très particulières et presque irréalisables au point de vue pratique, c'est-à-dire dans des récipients parfaitement lisses et ne présentant aucune aspérité, à l'abri de tout contact avec des corps étrangers qui deviennent le centre de groupements qui détruisent l'état de séparation moléculaire qui caractérise l'état colloïdal. C'est pourquoi, malgré toutes les précautions qui peuvent être prises, il se produit toujours un dépôt métallique plus ou moins prononcé. Ce dépôt, au début, ne nuit en rien aux propriétés du liquide et il suffit de décanter, le métal restant dans l'ampoule, en raison de sa forte densité, mais le mieux est certainement de faire usage de liquides relativement récents, c'est-à-dire de quelques semaines. En outre, on ne saurait trop recommander de contrôler de temps en temps l'activité des solutions par un examen physiologique (action sur l'eau oxygénée ou le pyrogallol, par exemple). »

Les solutions colloïdales se présentent sous l'aspect de liquides plus ou moins transparents suivant la quantité de métal contenu, arrivant à l'opacité absolue si la concentration est suffisante. Dans ce cas même, la quantité du métal est cependant minime si on le précipite, mais l'opacité est due à la très grande puissance d'absorption des métaux pour la lumière.

La coloration varie suivant la nature du métal dissous et aussi suivant le mode d'obtention de la solution. Dans les organosols, elle est plus ou moins modifiée par la présence de la matière organique.

Dans les hydrosols préparés par la méthode de Bredig, la coloration est violette pour l'or, brun rouge pour l'argent, brun fauve pour le platine et le palladium. Ces teintes sont d'autant plus foncées que la solution est plus concentrée.

Par évaporation, on peut éliminer l'eau et obtenir l'hydrogel à l'état sec. Cette opération peut servir à titrer la liqueur ; les quantités de métal obtenues ainsi sont d'ailleurs infimes. Les solutions les plus concentrées de Bredig

contenaient quinze centigrammes de métal par litre d'eau,
celles de M. Albert Robin contenaient, au maximum,
un dixième de milligramme par centimètre cube.

On peut s'étonner que des quantités aussi infimes de
métal puissent produire des effets thérapeutiques importants : cela tient à l'action catalytique de ces substances,
sur lesquelles nous aurons à nous étendre plus loin.

La précipitabilité des solutions colloïdales varie non
seulement suivant leur mode de préparation, mais aussi et
surtout suivant leur constitution.

Elles sont d'autant plus stables que les granules qui les
composent contiennent plus d'eau. C'est ainsi que les solutions des colloïdes naturels tels que l'albumine, l'amidon,
la gomme etc., dont les granules contiennent une énorme
quantité d'eau sont très stables, tandis que les hydrosols
dont les granules sont constitués par des particules métalliques anhydres, sont au contraire éminemment insta-
bles. Il existe d'ailleurs tous les intermédiaires entre ces
termes extrêmes ; les organosols par exemple dans lesquels
le métal est maintenu à l'état colloïdal par son union avec
un corps organique capable d'absorber beaucoup d'eau
sont beaucoup plus stables que les hydrosols.

Dans ces derniers les particules métalliques restent en
suspension à cause de leur extrême ténuité et du mouvement brownien qui les anime. Ce sont des corps à l'état
miscellaire, c'est-à-dire intermédiaire entre l'état moléculaire et l'état matériel connu par nos sens. Dans cet état
les forces moléculaires groupées sous le nom d'affinités
deviennent de même puissance que celles appréciées habi-

tuellement par nous, telles que la pesanteur, elles arrivent
à les dépasser et à les annihiler.

Les propriétés chimiques des solutions colloïdales sont
à peu près les mêmes que celles du métal contenu. Par
exemple si l'on verse dans une solution colloïdale métallique un acide approprié au métal, on obtient le sel correspondant.

Il se produit en outre des réactions caractéristiques
lorsque l'on ajoute un électrolyte à une de ces solutions.
Ces phénomènes sont sous la dépendance des propriétés
électriques des solutions colloïdales.

Si en effet on fait traverser par un courant électrique
une de ces solutions, on la voit près d'une des électrodes
se vider des granules qui s'accumulent près de l'autre. Le
sens de ce transport varie suivant la nature du corps dissous, de telle sorte qu'il existe des colloïdes positifs et
d'autres négatifs. On peut donc considérer que les granules de ces solutions possèdent une charge électrique de
signe contraire à celui de l'électrode vers laquelle ils sont
attirés.

Si maintenant on ajoute un corps soluble à une solution colloïdale, les phénomènes produits varieront suivant
les propriétés électrolytiques de ce corps.

Si le corps n'est pas un électrolyte, en général il ne se
produira rien (à moins qu'il ne puisse avoir dans les conditions de l'expérience une action chimique directe sur la
substance des granules) et il se mêlera simplement au
liquide véhicule. Si le corps est un électrolyte, il se produira une certaine liaison entre ses ions ou ses cathions et
les granules colloïdaux suivant leur valence. Ces liaisons ne

constituent pas des combinaisons chimiques définies mais
des juxtapositions moléculaires réalisant des combinaisons
en proportions variables. Les propriétés du granule colloïdal peuvent en être changées de façon à amener de grandes modifications dans la solution qui peut précipiter,
changer de signe électrique, perdre ses anciens caractères
pour prendre ceux de l'ion mis en liberté par la décompo-
sition de l'électrolyte.

Ces réactions qui sont communes à toutes les solutions
colloïdales s'opèrent également sur les ferments métalliques.

Les réactifs qui permettent de déceler la présence de
ces derniers sont en générale basés sur leurs propriétés
oxydantes.

« Si l'on prend, dit M. Albert Robin, de l'eau oxygénée
concentrée, disposée dans deux tubes, l'un servant de
témoin, on constate qu'en additionnant un de ces tubes
d'un peu de solution de métaux-ferments, l'oxygène dis-
paraît rapidement, ce que l'on peut percevoir à l'œil même
par le dégagement considérable de bulles qui se produit
Au bout de quelques heures, il ne reste plus trace d'oxygène dans le tube. Au contraire, le témoin se trouve avoir
à peine varié en charge d'oxygène et l'on peut encore
continuer à y constater la présence d'une quantité considérable de gaz au bout de plusieurs jours. Ici le phénomène est d'ordre de *réduction* et par conséquent l'action
est analogue à celle des réductases.

« Si la même expérience est faite sur des solutions de
pyrogallol, légèrement alcalinisées, disposées dans de
petites cloches graduées, placées sur du mercure, et ayant

soin de laisser de l'air au-dessus du liquide, on constate
que le volume de gaz de la cloche où l'on a mis une trace
de métal-ferment, diminue très rapidement avec formation
de produits humiques abondants. Dans la cloche témoin,
au contraire, la réaction est très lente et s'accomplit avec
beaucoup moins d'intensité. Ici, l'action fermentescible ou
catalytique est d'ordre d'*oxydation* et le métal agit comme
une oxydase. »

Article V. — *Solutions colloïdales employées
dans nos observations.*

La plupart des injections des observations cliniques
rapportées plus loin et toutes celles de nos expériences
sur l'animal ont été faites avec les ferments métalliques
préparés pour le laboratoire de M. Albert Robin, par
M. G. Bardet, suivant la méthode de Bredig. Quelques-
unes des injections cliniques ont été faites avec un échantillon d'or colloïdal que M. Henry a bien voulu nous
fournir.

Pour obtenir les solutions par la méthode électrique,
on prend une petite quantité d'eau distillée très pure préparée avec les plus grands soins en redistillant plusieurs
fois la même eau dans des verres parfaitement propres,
n'ayant jamais servi et complètement neutres. L'idéal serait
de se servir d'eau de synthèse, tant est grande la difficulté
d'obtenir l'eau rigoureusement pure nécessaire à la parfaite conservation des produits. Un peu au-dessous de la

surface du liquide on place deux fils du métal choisi de 1 millimètre de diamètre qui vont servir d'électrodes ; on les écarte de 2 millimètres environ et on y fait passer un courant continu de 110 volts et de 6 à 10 ampères ; ces chiffres sont ceux adoptés par M. Bardet. D'une façon générale en employant un courant plus fort et le courant alternatif on obtient plus rapidement une solution suffisamment chargée ; mais alors les particules arrachées sont de grosseurs inégales, les unes beaucoup trop grosses, de sorte qu'un certain nombre se précipitent au fond du verre, nécessitant le filtrage de la solution, ce qui a de très grands inconvénients, car on n'est plus certain de sa pureté. Il vaut donc mieux procéder avec un courant continu faible : l'opération dure plus longtemps, mais les particules métalliques arrachées sont infimes et l'on obtient directement une solution limpide.

La mise en ampoules de la solution exige également de minutieuses précautions pour les manipulations, le choix du verre, etc. Encore, ainsi que nous l'avons vu par la citation faite plus haut de M. Albert Robin, n'est-on jamais sûr de sa solution, au moins jusqu'à présent, telle solution pouvant se conserver des mois, tandis que telle autre qui semble préparée dans des conditions identiques, précipitera très rapidement.

CHAPITRE II

Analogie des ferments métalliques avec les diastases.

Nous arrivons à la propriété la plus intéressante des ferments métalliques, à celle qui leur a valu leur nom et est
cause de leur importance thérapeutique, à leur analogie
avec les oxydases. Nous avons donc cru nécessaire de
faire de cette question un chapitre spécial et de jeter au
préalable un très rapide coup d'œil sur les ferments oxydo-
réducteurs en général.

ARTICLE I. — *Des diastases en général.*

§ I. *Considérations générales.* — On sait que la plupart des actions chimiques qui constituent les manifestations chimiques de la vie sont impossibles à reproduire *in
vitro* dans les conditions où elles s'effectuent dans l'organisme. Qu'il s'agisse des inversions et modifications premières des aliments qui constituent les premières phases
de la digestion dans le tube digestif lui-même, ou des
innombrables réactions telles qu'oxydations, réductions,
hydratations qui s'accomplissant dans l'intérieur même

de la cellule constituent les termes ultimes de ce même
acte en réalisant l'assimilation et la désassimilation des
matières ingérées, toutes ces transformations étaient inexpli-
cables par les données de la chimie simple, car il eut
fallu pour les produire faire intervenir des températures
et mettre en présence des corps d'une puissance d'action
incompatibles avec la vie. Aussi, avant les progrès réali-
sés par la physico-chimie, la science faisait-elle appel à la
force vitale, cachant ainsi par un mot l'impuissance où
elle était de l'explication réelle des faits constatés.

Cet artifice ne pouvait suffire à la précision de la science
moderne. Par analogie avec les ferments figurés qui existent en si grand nombre dans la nature et y opèrent tant
de transmutations chimiques, on fut amené à penser que
ces réactions mystérieuses de l'organisme étaient probablement rendues possibles par la présence de substances
intermédiaires. L'action de ces substances qui ne font
pas partie des matériaux de nutrition de l'organisme, mais
lui sont utiles seulement par leur présence en rendant
possible les transformations de ces matériaux, fut nommée
par Berzélius la catalyse. Oswald donne de ce mot la définition suivante : « La catalyse est l'accélération d'un processus chimique par une substance étrangère sans que
cette substance subisse elle-même de modification. »
M. Albert Robin la définit : « L'action d'un corps qui
n'agit que par sa présence, sans entrer dans la réaction
qu'il provoque autrement que par une sorte de phénomène
physique. » Cette définition est plus précise que celle
d'Oswald dont la seconde partie est contestable. En effet
la substance catalysante subit presque toujours une modi-

fication, mais cette modification est sans rapport avec l'intensité des effets produits ou la quantité de matière transformée ; elle représente bien *l'usure* d'une substance par suite d'un travail prolongé, et non sa *consommation* par suite de sa participation à une réaction chimique.

Différentes explications ont été données de la catalyse : pour les uns, c'est une véritable action de présence ; pour d'autres, tel que M. Kohn, c'est une suite de transformations chimiques intermédiaires s'accomplissant autour du noyau qui est le catalyseur.

Il est probable que les causes de ces phénomènes sont d'ordres différents ; toutes ne sont pas élucidées encore, mais elles se révèleront sans doute au fur et à mesure des progrès de la science. C'est ainsi que la combinaison du mélange d'oxygène et d'hydrogène par la mousse de platine, qui semble bien une action de présence, peut s'expliquer par la condensation des deux gaz dans la substance poreuse de la mousse de platine et par l'énorme augmentation de pression qui en résulte, c'est à-dire par un phénomène physique. De même, l'action accélératrice de l'acide chlorhydrique sur l'éthérification de l'alcool peut se résoudre, selon la théorie de M. Kohn, par deux équations chimiques :

$$C^2H^4O^2 + HCl = CH^3COCl + H^2O$$
$$CH^3COCl + C^2H^5OH = CH^3 COOC^2H^5 + HCl$$

Quoi qu'il en soit, le propre des substances catalytiques est, sinon de produire indéfiniment une même réaction, du moins d'amener la transformation d'une quantité de matière absolument hors de proportion avec leur propre poids.

Les premières substances de l'organisme reconnues douées du pouvoir catalytique furent découvertes dans le système digestif ; par analogie avec les ferments organisés dont l'action est la même par un processus différent, le processus de prolifération, on les nomma ferments solubles ; telles sont la ptyaline, la pepsine, la trypsine, etc.

Mais, dans ces dernières années, des découvertes récentes ont montré que bien d'autres actions vitales étaient dues à un processus diastasique et ont multiplié le nombre des corps pourvus de cette propriété existant dans la nature.

On a notamment étudié d'abord dans les végétaux, puis dans le règne animal, une série de diastases dont le rôle est de permettre ces oxydations et ces réductions qui constituent les actes les plus essentiels de la vie intra-cellulaire et qui seraient impossibles à expliquer chimiquement sans l'intervention de ces ferments spéciaux que l'on a nommés oxydases et réductases.

§ II. *Des diastases végétales.* — Les premières recherches qui ont engagé la science dans cette voie ont été faites dans le règne végétal sur le latex qui constitue la laque. Le chimiste japonais Hikorokuro Yoshida, montra que le durcissement de la laque était dû à un ferment soluble oxydant. M. Gabriel Bertrand, continuant ces recherches, isola dans le latex des différents arbres qui produisent la laque, au moyen de lavages à l'alcool et à l'eau, deux substances, la laccase et le laccol. Le laccol en solution alcoolique et précipité par l'eau donne une émulsion blanche analogue au latex de la plante productrice, mais dont il est impossible d'obtenir le durcissement si on n'y ajoute de la laccase en présence de l'air. La laccase était donc un ferment oxydant du laccol. Mais là ne s'arrêtait pas son pouvoir oxydant, car M. Bertrand montrait que la laccase était susceptible d'oxyder d'autres corps, par exemple l'hydroquinone et le pyrogallol ; en même temps, on constate que l'oxygène de l'air a disparu et a été remplacé en grande partie par de l'acide carbonique. Et M. Bertrand conclut :

« Il y a donc là un échange gazeux qui ressemble en quelque sorte à une respiration artificielle et peut-être représente-t-il un phénomène très voisin de ceux qui se passent dans la respiration des végétaux. »

Ces ferments justifient donc par leurs propriétés le nom d'oxydases qui leur a été donné.

M. le professeur Bourquelot avait déjà étudié différentes diastases oxydantes dans le règne végétal et fait connaître leur importance chimiotaxique dans la vie des êtres organisés. De nombreux expérimentateurs tels que MM. Duclaux, Reynold Green, Arthus, Stendel, Wender, etc., poursuivirent ces recherches et découvrirent de nombreux corps analogues dans le règne végétal.

En premier lieu la laccase ne se trouve pas seulement dans le latex des arbres à laque, mais est très répandue dans la nature.

Parmi les nombreux ferments oxydants découverts dans les plantes, citons :

La *tyrasinase* qui se trouve dans certains champignons, la betterave, le tubercule de dahlia et la pomme de terre et produit le bleuissement ou le noircissement de ces végétaux par l'oxydation de la tyrasine au contact de l'air ;

L'*œnoxydase* qui produit par le même mécanisme la précipitation de la matière colorante des vins connue sous le nom de *casse* ;

La *maloxydase* qui se trouve dans les pommes et produit l'oxydation du tannin lorsque par suite de la section ou du broiement du fruit elle est mise au contact de l'air ;

La *spermase* dans l'orge, l'*oléase* dans les olives, l'oxydase dans le son, la *schénoxydase* dans le faux poivrier sont également des ferments produisant au contact de l'air l'oxydation de certaines substances constitutives de ces végétaux, généralement avec des réactions colorées.

On a trouvé dans les différentes levures des substances qui conservent les propriétés de ces corps même lorsque l'on a complètement supprimé les éléments figurés, d'où l'on peut conclure que les levures agissent par le moyen d'oxydases qu'elles sécrètent.

Enfin les travaux de MM. Dietrich et Liebermeister et G. Roux ont montré que les bactéries sécrétaient des diastases capables de produire des phénomènes d'oxydation et de coloration comme les oxydases végétales ; ils montrent que le colibacille, par exemple, produit une pigmentation verte, et en déduisent un moyen de le différencier du bacille d'Eberth. M. le professeur Hutinel dit à ce propos :

« Tous les microbes peuvent produire des diastases et c'est par l'intermédiaire de ces substances qu'ils manifestent surtout leur action. Ces substances sont, en effet, des forces chimiques d'une activité extrême, et qu'on utilisait depuis des siècles alors qu'on ignorait leur essence. »

§ III. — *Diastases animales*. — L'importance des découvertes faites dans le règne végétal, qui avait permis d'entrevoir quelques-uns des mystères du fonctionnement de la vie chez la plante, devait naturellement amener les physiologistes à faire des recherches analogues dans le règne animal.

Les découvertes de M. Bertrand avaient, en effet, montré que certains corps inorganiques avaient un pouvoir oxydant capable de reproduire les phénomènes de la respiration : il avait fait respirer artificiellement du menganèse. Il était naturel de penser qu'on pourrait arriver à analyser la respiration animale par des phénomènes chimiques analogues résultant de la présence de ferments oxydants.

Déjà, en 1876, Claude Bernard s'exprimait ainsi :

« La respiration des tissus n'est pas une combustion directe ; ce n'est pas une fixation directe d'oxygène sur les matériaux du sang ou de la substance azotée des tissus. Nous devons admettre, au contraire, que cette combustion fonctionnelle est une action indirecte, accomplie par des agents chimiques de la nature des ferments. »

Par quel mécanisme s'opère cette action ? Dans son excellente thèse : « Contribution à l'étude thérapeutique des oxydases et des métaux ferments (1) », qui nous a servi de

(1) Paris, mai 1905.

guide dans cette partie de notre travail, M. P. Sée s'exprime ainsi :

« L'oxygène, n'attaque pas, à froid, les diverses substances apportées par les aliments : il faut donc qu'il soit rendu actif. L'hypothèse de Schœnbein, d'après laquelle il serait à l'état d'ozone, doit être abandonnée, comme l'ont démontré Bunge et d'autres auteurs. On a cru également et longtemps soutenu que l'oxygène, fixé sur l'oxyhémoglobine, devait être considéré comme étant dans une sorte « d'état actif » ; mais des expériences plus probantes prouvèrent que c'est dans les tissus, bien plus que dans le sang, que s'effectuent les oxydations.

« On pensa alors à la présence dans le sang et les tissus, de substances réductrices qui, s'emparant de l'un des atomes de la molécule d'oxygène, mettrait l'autre en liberté, et produirait ainsi de l'oxygène naissant, dont les propriétés oxydantes sont plus énergiques encore que celles de l'ozone. Cet oxygène naissant serait, dès lors, capable d'oxyder des substances qui sont inattaquables par l'oxygène ordinaire. Hoppe Seyler, en particulier, s'est fait le défenseur de cette théorie. Entre autres substances réductrices, il y aurait de l'hydrogène mis en liberté dans les tissus du corps animal, tout comme en présence de certains organismes unicellulaires de putréfaction. C'est cet hydrogène qui scinderait la molécule d'oxygène ».

Schmiedeberg a étudié le premier le pouvoir oxydant des tissus et du sang sur l'aldéhyde salicylique et l'alcool benzoïque en les faisant circuler dans des organes isolés (de préférence le poumon) placés à la température vitale. Ces recherches furent continuées par de nombreux expérimentateurs tels que Jacquet, Salkowski et en dernier lieu MM. Abelous et Biarnès. Elles ont démontré que les tissus possèdent un pouvoir oxydant considérable et que ce pouvoir est indépendant :

1° De la nature de l'oxygène employé, que ce soit celui du sang ou l'oxygène atmosphérique ;

2° De la vie des éléments anatomiques, car la mort des cellules n'arrête pas le pouvoir oxydant ;

3° De la configuration histologique du tissus, car même mis en bouillie ils conservent leurs propriétés ;

4° De l'existence même de particules organisées, car l'extrait aqueux filtré conserve les propriétés oxydantes des tissus.

Il résulte donc de ces expériences que l'oxydation constatée est bien due à des ferments solubles. Il en existe probablement plusieurs ; Jacquet en décrivit un sous le nom de *salicylase*, Rohmann et Spitzer en nommèrent un autre *nucléo protéine.* Nous parlerons plus loin de l'*oxydase globuline* de MM. Abelous et Biarnès.

Mais les expérimentateurs diffèrent d'avis relativement à la répartition de ces ferments dans l'organisme. Tandis que Schmiedeberg et Jacquet soutiennent que les tissus seuls jouissent du pouvoir oxydant et que le sang en est dépourvu, Salkowski, Raudnitz, Schultz accordent ce même pouvoir au sang.

Les derniers travaux de MM. Abelous et Biarnès ont donné la preuve du pouvoir oxydant du sang. Ils ont montré en effet que le sang de veau défibriné oxyde l'aldéhyde salicylique à 37° par simple contact.

Ce pouvoir oxydant du sang est variable suivant la race

et suivant l'âge de l'animal : il est plus grand chez les animaux jeunes et en voie de développement.

Enfin ils ont montré que cette oxydation se fait avec absorption d'oxygène et dégagement d'acide carbonique.

Non seulement MM. Abelous et Biarnès démontrèrent ainsi l'existence d'un ferment oxydant dans les tissus et le sang des animaux, mais ils arrivèrent à isoler ce ferment. Cette substance s'obtient en lavant certains organes avec des solutions salines neutres qui la dissolvent. En ajoutant beaucoup d'eau à la dissolution, celle-ci précipite, et le précipité, lavé à l'eau ou à l'alcool au tiers et desséché dans le vide donne une substance se présentant sous l'aspect de petites écailles cornées, translucides, insolubles dans l'eau pure et solubles dans les solutions salines, c'est-à-dire présentant tous les caractères des globulines.

MM. Abelous et Biarnès conclurent donc à l'existence dans les tissus et le sang des animaux d'une globuline oxydante différente de la salicylase de Jacquet et de la nucléo-protéide de Röhmann et Spitzer, à laquelle ils donnèrent le nom d'oxydase globuline.

Divers autres ferments ont été trouvés depuis dans l'organisme ; c'est ainsi que des oxydases ont été découvertes dans la salive par M. Carnot, dans le sperme par Pochl, par MM. Dastre et Floresco dans la bile où elle accomplit la transformation de la bilirubine en biliverdine.

Des oxydases indirectes ou *calalases* qui ne donnent pas les réactions directes d'oxydation, mais ne bleuissent par exemple la teinture de gaïac qu'en présence de l'eau oxygénée ont également été découvertes dans certains organes ou liquides organiques.

Ces oxydases ont d'abord été mises en évidence dans le lait par les travaux de Dupouy, Escherich, Marfan, Gillet, Raudnitz, Blondel. Ces expériences ont démontré que le lait contenait des oxydases indirectes qui disparaissaient par l'ébullition, ce qui montre que le lait cru possède des propriétés que n'a plus le lait bouilli.

M. Lépinois ainsi que MM. Abelous et Biarnès étendirent ces recherches aux autres liquides et organes; leurs travaux, complétés par ceux de MM. Enriquez et Sicard et Carrière, ont abouti à la preuve de la présence d'oxydases indirectes dans diverses parties de l'organisme; le sang paraissant en posséder la plus grande quantité.

Il a paru probable que ces ferments étaient principalement localisés dans les leucocytes polynucléaires : nous reviendrons plus loin sur cette intéressante question.

Un ferment glycolytique, probablement produit par le pancréas, a été découvert par MM. Lépine et Barral.

Les diastases de réduction, ou *réductases*, ont été connues en premier lieu par la découverte du *philotion* de M. de Rey-Pailhade, ou ferment hydrogénant du soufre qu'il transforme en hydrogène sulfuré.

D'autres réductases, telles que l'*hémase* de Senter, furent ensuite découvertes. On peut d'ailleurs agrandir beaucoup la classe des réductases, car tous les ferments oxydants sont en somme des vecteurs d'oxygène (Sanerstoffüberträger de Schœnbein) prenant d'une part l'oxygène qu'ils apportent de l'autre : ce sont donc à la fois des oxydases et des réductases et ils méritent plutôt le nom de ferments *oxydo-réducteurs*.

La *catalase*, ou ferment décomposant l'eau oxygénée a

été étudiée par MM. Lépinois d'abord, puis Lœw ; elle se trouve dans les tiges et les feuilles du tabac où elle a d'abord été découverte ; mais elle est très répandue dans la nature ; non seulement elle existe dans un grand nombre de plantes, mais on la trouve également dans plusieurs organes de l'animal : pancréas foie, rate, cerveau, et aussi dans le sérum du sang, et dans le lait.

§ IV. *Propriétés générales des diastases.* — Voyons quelles sont les propriétés caractéristiques de ces ferments si répandus dans la nature.

M. le Professeur Bourquelot énumère ainsi les caractères communs aux diastases en général et aux ferments oxydants en particulier :

1° Caractères *des diastases en général* :

1° Possibilité de déterminer, sous un poids infiniment petit, des transformations infiniment grandes, c'est-à-dire qu'elles sont douées de pouvoir catalytique ;

2° Influence constante de la chaleur sur l'activité du ferment soluble, cette activité croissant avec la température jusqu'à une limite optima de 40° à 45° en moyenne, faiblissant, au contraire, au-delà de 60° à 70°, pour se détruire complétement à 100° ;

3° Précipitation par l'alcool fort, dans lequel elles sont insolubles ;

4° Solubilité dans l'eau lorsqu'elles ont été desséchées et réduites en poudre, après le traitement à l'alcool ;

5° Fixation sur les précipités déterminés au sein des mélanges qui les contiennent ;

6° Absence du pouvoir de dialyser.

Comme *caractères appartenant en propre aux ferments oxydants* ils possèdent :

1° Pouvoir d'oxydation, se manifestant en présence d'oxygène libre (gazeux ou dissous) ;

2° Action oxydante, s'accompagnant d'une notable absorption d'oxygène.

M. Duclaux a donné des oxydases l'excellente définition suivante : « Le caractère d'action des oxydases est de permettre à l'oxygène atmosphérique de se porter rapidement à la température ordinaire, et dans des conditions qui restent physiologiques, sur des corps que cet oxygène, sans les oxydases, n'attaqueraient que plus lentement. »

Quant à la composition chimique des diastases, c'est une question encore obscure et très difficile.

On obtient en effet les diastases à l'état de précipité et ce précipité est un mélange de substances variées qu'il est impossible de séparer et d'analyser, leur grande instabilité ajoutant encore à la difficulté.

Deux opinions se trouvent en présence relativement à la nature du principe actif des oxydases.

D'après la première, cet agent serait un métal auquel la substance albuminoïde servirait seulement de support. M. Bertrand s'est fait le défenseur de cette théorie, principalement en montrant l'importance du rôle joué par le manganèse dans l'action des diastases qui en contiennent.

MM. Bourquelot et Bougault ont fait des observations analogues sur le cuivre, et M. Sarthou sur le fer, sans se ranger absolument à l'avis de M. Bertrand.

L'autre opinion considère les diastases comme des

substances albuminoïdes agissant comme telles. MM. Slaw-
tzoff, Spitzer, Abelous et Biarnès ont défendu cette manière de voir.

M. Pierre Sée résume ainsi cette difficile question : « La
question de la composition chimique des diastases est donc
controversée, et il ne nous appartient pas de la trancher.
Cependant, toutes les hypothèses auxquelles elle a donné
lieu ne sont pas inconciliables, et il nous semble qu'on
peut, au sujet des oxydases, tirer les conclusions suivantes.
Il y a des corps de nature chimique très simple, des sels
de protoxyde de manganèse par exemple, qui semblent
jouer le rôle de diastases, en provoquant, sous une faible
masse, une action considérable. Mais, pour le manganèse
et les oxydases, on admet que le manganèse ne joue que le
rôle d'intermédiaire. Les diastases seraient des dérivés
plus ou moins prochains des albuminoïdes, et elles se
rapprocheraient plus particulièrement des nucléoalbu-
mines. Souvent aussi il semble qu'on doive les ranger dans
la classe des nucléines ou des albuminoïdes. Il existerait
entre ces corps chimiques simples et les enzymes bien des
points communs ; et l'aptitude des sels de manganèse, de
fer, des terres rares serait due à l'existence d'un suroxyde
instable. En présence de ces faits, il nous semble qu'il
nous est permis de terminer la discussion en disant :

« Les *diastases oxydantes* sont vraisemblablement *des
corps albuminoïdes contenant du métal*. M. Bertrand a,
en effet, démontré que les sels minéraux de manganèse
ne sont que peu oxydants. Mais si on prend des sels organiques, on constate que la puissance oxydante aug-
mente. De plus, ce sont les sels chez lesquels l'affinité de

l'acide pour le métal est le plus faible, c'est-à-dire les sels à acides organiques de poids moléculaire élevé, qui sont les plus hydrolysables, et agissent le plus rapidement sur l'hydroquinone. Il semble donc que l'association de la matière organique et du métal soit nécessaire pour former une diastase oxydante véritable. En effet, si, comme nous l'avons dit, les sels de manganèse, seuls, sont peu oxydants, les laccases sans manganèse ne sont pas actives : il en est ainsi de la laccase de luzerne. On la rend active en y ajoutant du manganèse, et sa puissance oxydante est proportionnelle à la quantité de métal introduite.

« Le métal est donc un élément nécessaire à l'activité de la diastase, puisque les sels minéraux seuls peuvent jouer le rôle de diastase, et M. Bourquelot a montré que certains métaux, ayant plusieurs degrés d'oxydation, peuvent jouer le rôle d'oxydase.

« Bien plus, comme nous le verrons plus loin, certaines solutions de métaux dans l'eau sont susceptibles de se comporter comme des ferments ; d'où le nom de *diastases inorganiques* qui leur a été donné. »

ARTICLE II. — *Analogie des ferments métalliques avec les diastases*

Il existe une très grande analogie entre les propriétés de ces différents diastases et celles des ferments métalliques.

1° En premier lieu et comme fait le plus frappant, ces

deux genres de substances possèdent au plus haut degré la propriété catalytique. Nous avons montré les quantités infinitésimales de métal contenues dans les solutions colloïdales ; cependant 25 centimètres cubes de la solution de platine de Bredig peuvent amener la combinaison de plusieurs litres d'oxygène et d'hydrogène sans que l'activité de cette solution soit affaiblie.

2º En second lieu, certains corps ont un pouvoir inhibiteur sur les diastases, sur lesquelles ils semblent agir comme des poisons. Or, les solutions colloïdales sont dans le même cas, et si tous les corps susceptibles d''exercer cette action sur elles ne sont pas absolument identiquement les mêmes que ceux qui possèdent une semblable action sur les diastases, du moins y en a-t-il beaucoup de communs.

Ainsi le platine colloïdal et les diastases bleuissent la teinture de gaïac ; mais cette action est empêchée pour tous deux par l'addition de quantités minimes d'acide cyanhydrique ou d'hydrosulfite.

L'iode est aussi un poison intense pour le platine colloïdal : au 1/40.000.000 le cyanure d'iode ralentit nettement l'action du platine colloïdal ; au 1/10.000.000 il la suspend, mais sans la détruire définitivement, la solution peut *guérir* ; enfin au millionième cette guérison ne peut plus survenir, la solution est *tuée*.

Bredig a étudié les corps qui sont inhibiteurs du platine colloïdal ; les plus caractérisés sont les cyanures d'iode et de mercure, l'iode, le brome, l'acide sulfhydrique, l'hydrogène arsénié, le nitrite d'amyle, le bichlorure de mercure, etc.

En général, les poisons des solutions colloïdales sont les mêmes que ceux du protoplasma : fait d'autant plus intéressant que le protoplasma lui-même est constitué par un mélange de colloïdes, que les membranes limitantes des cellules sont des colloïdes ainsi que toutes les substances qui servent de ciment intercellulaire. On voit donc combien de rapports intimes rapprochent les colloïdes métalliques des substances qui constituent la matière vivante même.

3° Les solutions colloïdales et les diastases ont certaines propriétés communes et cependant bien distinctes de celles des solutions ordinaires.

C'est ainsi que les solutions colloïdales varient d'intensité entre elles pour des raisons tout autres que leur concentration, comme cela se produirait pour des solutions ordinaires. Leur âge, leur pureté, les conditions dans lesquelles elles ont été préparées ou conservées feront que deux solutions contenant identiquement le même poids de métal seront d'une activité absolument différente, et il en est de même pour les diastases.

Sur les ferments métalliques comme sur les diastases, la chaleur a une action très nette, l'augmentation de température commençant par produire une augmentation parallèle d'activité, puis, après avoir passé par une température optima où cette activité est à son maximum, elle la fait décroître jusqu'à l'annihiler complètement.

L'analogie est également frappante en ce qui concerne les actions chimiques. De même que les diastases, les solutions colloïdales sont précipitées si on y ajoute un électrolyte. Cette similitude de réactions tient d'ailleurs à leur identité de constitution, puisque diastases comme ferments métalliques sont des solutions colloïdales. Nous avons vu précédemment les lois électriques qui président à la précipitation de ces solutions par l'adjonction d'électrolytes.

Un autre point de ressemblance existe entre les diastases et les solutions colloïdales ; c'est la façon dont elles se comportent vis-à-vis des acides et des alcalis.

Pour les diastases comme pour les métaux colloïdaux, l'activité est diminuée par les acides. Les alcalis au contraire l'augmentent lorsqu'ils sont en petite quantité. Comme pour la chaleur, l'accélération de vitesse croît parallèlement à l'augmentation de l'alcali jusqu'à un certain point optimum après lequel elle va en décroissant si l'on continue à augmenter la dose.

Bredig a étudié l'action de la lessive de soude sur le platine colloïdal et a reconnu que le point optimum est atteint quand on ajoute à la solution colloïdale $1/32^e$ de son poids de lessive de soude.

M. Trillat a repris les expériences de Bredig sur les solutions colloïdales de manganèse et confirmé l'accélération due à l'alcali en faible quantité.

On voit combien est grande l'analogie des diastases avec les solutions métalliques colloïdales. Elle justifie la dénomination de ferments métalliques qui leur a été donnée.

Cependant ce serait une erreur que d'identifier complètement les ferments métalliques aux diastases, et Galeotti s'est élevé contre cette tendance.

Si en effet les solutions colloïdales ont des propriétés

analogues à celles des diastases, elles en diffèrent cependant généralement en quelque chose. Les températures optima d'activité ne sont pas les mêmes, tels corps inhibiteurs des diastases ne le sont pas pour les métaux colloïdaux, etc.

Le fait le plus frappant qui différencie les ferments métalliques des diastases a été mis en lumière par Galeotti : c'est le manque de spécificité des premiers. En effet, l'activité de chaque diastase reste limitée soit à un seul corps soit à un nombre donné de corps : l'amylase ne saccharifie que l'amidon sans agir sur l'inuline ou la saccharose ; de même l'inulase et la sucrase n'agiront respectivement que sur l'inuline et la saccharose. Toutes les diastases ont ainsi leur rôle spécial bien dévolu, et ne peuvent se suppléer l'une l'autre.

Il n'en est pas de même des ferments métalliques, dont les actions sont beaucoup plus générales et ne comportent pas de spécificité particulière.

La faculté de sélection des enzymes semble due à la disposition moléculaire : lorsque la molécule de l'enzyme a une disposition correspondant à celle d'une substance, les deux molécules peuvent se juxtaposer, s'adapter l'une à l'autre, et l'action de l'une sur l'autre est d'autant plus énergique que le contact est plus intime et plus parfait. C'est ce que Fischer a résumé en une comparaison célèbre :

« En somme, dit-il, l'enzyme et le sucre (par exemple) doivent s'adapter l'un à l'autre comme la clef à la serrure. »

Or les solutions colloïdales, constituées essentiellement

par un corps simple, présentent une structure moléculaire élémentaire. Elles doivent donc s'adapter aux autres
corps avec beaucoup plus de facilité que les molécules
compliquées des diastases organiques et ceci explique la
généralité de leur action.

Pour continuer la comparaison de Fischer, on pourrait
dire que ce sont des *passe-partout* s'adaptant à toutes ou
presque toutes les serrures.

Bredig n'a d'ailleurs jamais identifié les diastases et les
ferments métalliques : il a seulement montré que ces derniers étaient « la représentation dans le monde inorgani-
que des diastases organiques ».

CHAPITRE III

Action physiologique et thérapeutique des ferments métalliques.

Le professeur Albert Robin résume ainsi les effets obtenus physiologiquement par l'injection des ferments métalliques :

« Qu'on injecte sous la peau des solutions contenant quelques dix millièmes de gramme d'un métal, tel que le palladium, le platine, l'or, l'argent, etc., et l'on observera des effets chimiques considérables et qui sont de tous points similaires à ceux obtenus avec des diastases extraites des levures.

« Ces effets sont :

« 1° Une augmentation de l'urée qui peut s'élever de plus de 30 p. 100, et atteindre des quantités telles que, par l'addition directe d'acide nitrique à l'urine, on voit parfois se déposer plus ou moins rapidement au fond du verre un gros culot de nitrate d'urée. Cette élévation du taux de l'urée, variable dans son intensité, est très fréquente, sauf chez les cancéreux avancés et les cachectiques en général ;

« 2° L'augmentation du coefficient d'utilisation azotée ;

« 3° L'augmentation de l'acide urique qui peut atteindre des chiffres considérables, jusqu'au triple de la quantité initiale ;

« 4° Une véritable décharge d'indoxyle urinaire ;

« 5° Une diminution dans la quantité d'oxygène consommé total, sans abaissement parallèle de l'acide carbonique formé, d'où élévation du quotient respiratoire ;

« 6° Une élévation temporaire de la tension sanguine ;

« 7° A la suite de ces injections, j'ai observé encore, avec P.-Émile Weil, de profondes modifications dans les éléments figurés du sang.

« L'injection est suivie pendant quelques heures d'une leucolyse véritable, légère chez un individu sain, intense dans des infections s'accompagnant normalement de leucocytose.

« La diminution des leucocytes commence au bout d'une à deux heures et dure un temps variant d'un jour à deux. Elle est remplacée souvent par une augmentation secondaire du nombre des leucocytes, ou bien le retour à l'état antérieur se produit.

La destruction leucocytaire se fait aux dépens des polynucléaires neutrophiles ; en même temps, s'observe une augmentation des mononucléaires dont les formes volumineuses exerçant la fonction macrophagique apparaissent en quantité très grande. Quand le retour à l'état antérieur ou à un état normal survient, il n'est pas rare de voir apparaître ou augmenter l'éosinophilie.

« Le nombre des globules rouges ne paraît pas subir de notables modifications ; ces modifications sont dans la limite des erreurs ou sont susceptibles d'interprétations diverses. »

Ainsi l'injection sous-cutanée de cinq ou dix centimètres cubes de solution colloïdale métallique amène des réactions cliniques importantes. Si l'on considère la quantité infime de métal introduite ainsi dans l'organisme, les solutions les plus chargées employées contenant un dixième de milligramme par centimètre cube, on peut être surpris de l'intensité des effets produits par des doses qui peuvent paraître insignifiantes quand on les compare aux doses usuelles de la thérapeutique. M. Albert Robin dit à ce propos :

« Une des raisons qui rendent encore pour beaucoup de personnes, surtout parmi les médecins, les phénomènes catalytiques en quelque sorte mystérieux, c'est le manque de notions nettes relativement aux faits qui sont du ressort de la *chimie-physique*, branche toute nouvelle et mal connue.

« Habitués aux phénomènes très *volumineux*, si l'on peut dire, de la chimie ordinaire, où les substances agissent toujours par la *masse*, les médecins se trouvent embarrassés quand les phénomènes dépendent surtout de la *vitesse* de la réaction. On sait, en effet, que tout travail qui s'effectue sur une certaine quantité de matière a pour formule

$$T = \frac{mv2}{2}$$

dans laquelle m indique la masse en action et v la vitesse du mouvement de cette réaction. En chimie ordinaire, la *masse* est toujours importante, mais la *vitesse* est assez faible. Dans les faits qui sont d'ordre de la chimie-physique, au contraire, où il s'agit d'actions moléculaires, la masse est de peu d'importance, tandis que la vitesse prend des proportions énormes. On conçoit donc que le demi-produit d'une petite masse par le carré d'une vitesse considérable puisse prendre une très grosse valeur.

Seulement notre œil est facilement frappé par la *masse* tandis que la *vitesse* n'est pas appréciable à nos sens. C'est là ce qui explique l'étonnement des non-initiés à l'importance des phénomènes cynétiques, devant les phénomènes où des traces de substances, placées dans un état particulier au point de vue mécanique, produisent des effets énormes. »

Cette action des ferments métalliques est à proprement parler moins une action thérapeutique véritable s'attaquant directement à la maladie qu'une action stimulante des fonctions normales et des réactions naturelles de défense de l'organisme. C'est donc au plus haut degré une application de la thérapeutique naturiste d'Hippocrate.

D'ailleurs cette thérapeutique n'est-elle pas celle qu'emploie la sérothérapie? En injectant à un individu atteint d'une certaine maladie, le sérum d'un animal immunisé progressivement contre cette maladie par des injections du virus qui la produit, on n'a pas d'autre but que de fournir toutes faites à ce malade les antitoxines qu'il eut dû élaborer lui-même si l'invasion du mal, avait été assez lente et l'état général assez bon pour permettre à son organisme de réagir contre le principe morbide. Ainsi la sérothérapie agit en venant en aide à la *natura medica-*

trix, et elle le fait en employant des substances qui présentent une telle analogie avec les ferments métalliques qu'on a pu se demander « si les divers sérums ne doivent pas en partie leur action aux diastases hydratantes oxydoréductrices qu'ils renferment, et, si cette hypothèse passait à l'état de fait, si les effets oxydo-réducteurs de celles-ci ne sont pas aussi fonction d'un métal dont il y aurait lieu de déterminer la nature et les proportions. »

C'est donc par leur action adjuvante des réactions vitales normales qu'agissent les ferments métalliques.

ARTICLE II. — *Action sur la formule hématique.*

Le phénomène le plus saillant qui suit l'injection des ferments métalliques est la leucolyse, plus ou moins considérable suivant les cas, mais qui ne manque jamais quand les ferments employés sont de bonne qualité.

La destruction des globules blancs met en liberté les oxydases et les catalases contenues dans les leucocytes.

Il semble en effet probable que les leucocytes du sang sont les principaux vecteurs des ferments oxydants de l'organisme. Certains auteurs comme M. le professeur Chantemesse et M. P. Portier soutiennent que le sérum sanguin n'en contient pas et que les oxydases sont contenues exclusivement dans le globule blanc et fabriquées par lui.

Cette question est controversée. MM. Abelous et Biarnès, notamment, pensent que les oxydases sont élaborées dans les tissus et y existent indépendamment des leucocytes. Ils ont décrit leur globuline oxydase comme existant dans le sérum où elle serait principalement liée avec la fibrine. Comme conséquence elle imprégnerait tous les tissus, puisque la lymphe qui n'est qu'un exsudat des capillaires identique au sérum, baigne toutes les cellules.

M. Chantemesse au contraire pense que toutes les fois où on a trouvé des oxydases en dehors du sang — par exemple dans la vésicule biliaire (expériences de MM. Dastre et Floresco) ou dans la salive — elles y avaient été apportées par les migrations des globules blancs et la diapédèse.

M. Portier a fait une série d'expériences pour montrer que ni les éléments du sérum — sérum globuline, fibrine et fibrinogène — ni les tissus de l'organisme n'avaient de pouvoir oxydant par eux-mêmes et que toutes les fois qu'ils présentaient ce pouvoir le fait devait être attribué à la destruction des globules blancs qui y étaient primitivement contenus.

Enfin pour M. Brandeburg, non seulement les ferments oxydants seraient localisés dans les leucocytes mais encore on pourrait distinguer entre les formes leucocytaires à ce point de vue, les polynucléaires seuls contenant des oxydases directes, tandis que les mononucléaires ne contiendraient que des oxydases indirectes. On voit combien est intéressante cette observation, au point de vue des ferments métalliques, puisque la leucolyse porte principalement sur les polynucléaires.

Quoi qu'il en soit et même en admettant que les ferments oxydo-réducteurs ne soient pas exclusivement l'apanage des leucocytes, il ne semble pourtant pas con-testable que ces organes n'en contiennent de grandes quantités et ne doivent en être considérés comme les principaux vecteurs.

La mise en liberté de ces oxydases détermine donc une puissante oxydation qui se traduit cliniquement par cette période des maladies appelée *phase critique*, dans laquelle l'organisme se libère des déchets qui l'encombrent et qui s'accompagne d'une augmentation considérable de tous les phénomènes d'excrétion.

Le fait que la leucolyse porte sur les polynucléaires corrobore encore l'importance de cette action, car cette espèce de leucocyte semble représenter les formes adultes les plus chargées de principes actifs.

Cependant les conclusions à tirer de l'observation cli-nique ne sont pas des plus nettes, car le parallélisme est loin d'être absolu entre la leucolyse et l'apparition des produits d'excrétion dans les urines.

M. Aldert Robin a fait, avec M. E. Weill, une série d'observations dont il tire les conclusions suivantes :

« On sait que divers auteurs, avec Horbackchewsky, ont voulu faire dériver l'acide urique des nucléines mises en liberté et décomposées dans l'organisme, à la suite de la destruction des globules blancs. On a souvent constaté, en effet, des variations parallèles entre une leucolyse ou la leucocytose et une augmentation de l'acide urique uri-naire. C'est ainsi que les urines des leucémiques renfer-ment ordinairement des quantités considérables d'acide urique. Dans la leucémie aiguë, où une infection surajou-tée produisit une brusque leucolyse, Fraenkel a vu l'acide urique s'élever dans un cas à 3 grammes et dans un autre à 8 gr. 72, malgré la diète lactée.

« Mais on s'est peu occupé de savoir si toutes les formes leucocytaires pouvaient donner naissance à l'acide urique ou si cette aptitude était dévolue à un seul groupe leucocytaire.

« Dans les cas précédents, c'est aux polynucléaires neutrophiles qu'il faudrait attribuer la genèse de l'acide urique, puisque c'est à leurs dépens que s'opère la leucolyse. Mais, dans les crises urinaires qui terminent les pyrexies, la leucolyse, pour être plus intense chez les polynucléaires, s'accomplit aussi aux dépens des autres formes leucocytaires. Et dans le cas de leucémie aiguë où la quantité d'acide urique dépassa 8 grammes en vingt-quatre heures (Fraenkel), le sang ne renfermait que des mononucléaires qui tombèrent de 120.000 à 3.000 par millimètre cube de sang. Donc, si l'acide urique et la destruction des globules blancs sont en rapport de dépendance, il semble que les mononucléaires, comme les polynucléaires, sont capables de lui donner naissance.

« D'autre part, il n'est pas évident que ces deux phénomènes — leucolyse et formation d'acide urique — soient liés d'une manière constante. Car, tandis que les nombreux agents médicamenteux cités dans la note précédente provoquent la leucolyse, beaucoup d'entre eux agissent peu sur l'élimination de l'acide urique.

« En outre, nous avons observé un cas de cancer stomacal où, sous l'action des ferments métalliques, il y eut une leucolyse très marquée, sans augmentation parallèle de l'acide urique.

« De tous ces faits, nous concluons que l'acide urique n'est pas uniquement sous la dépendance *immédiate et absolue* de la destruction leucocytaire, et que d'autres tissus peuvent lui servir d'origine, de concert avec les organes hémato-poïétiques. Toutefois, pour concilier des faits qui sont, en apparence, contradictoires, nous proposons l'hypothèse suivante :

« Les leucocytes sont, comme on le sait, des vecteurs de ferments organiques solubles, et ces ferments, mis en liberté par la leucolyse, manifestent leur action dans l'organisme, agissent comme hydratants et oxydo-réducteurs et sont les metteurs en train de la formation de l'urée et de l'acide urique.

« Nous avons vu plus haut que, chez un cancéreux, la leucolyse n'avait pas été génératrice d'acide urique, d'où l'hypothèse que, chez les cancéreux et les cachectiques, les leucocytes renferment peu de diastases, puisque leur destruction n'est pas suivie des effets par lesquels se révèle la libération de celles-ci.

« Quelle que soit la valeur de cette hypothèse, le fait qu'elle tente d'expliquer méritait d'être mis en lumière, puisqu'il comporte par lui-même une valeur diagnostique et pronostique. »

Nous verrons plus loin que nos observations personnelles ont donné des résultats analogues, c'est-à-dire que si fréquemment la décharge urinaire a accompagné la leucolyse, elle a cependant manqué dans plusieurs cas.

Ainsi la principale action des ferments métalliques est une action adjuvante de la réaction de défense par la mise en liberté des diastases oxydo-réductrices.

Mais les ferments n'ont-ils pas d'autre action thérapeutique ?

Nous avons vu la grande analogie de composition et d'action qui existe entre les ferments métalliques, les diastases et les sérums, d'une part, et les toxines, d'autre part. Ces corps sont, en réalité, bien semblables et de même ordre.

Dès le moment donc que les ferments métalliques présentent autant de rapports avec les toxines, rien d'étonnant qu'ils puissent agir sur elles directement à la manière des antitoxines. Inutile de dire que nous évoluons ici en pleine hypothèse ; néanmoins les résultats de la clinique semblent l'appuyer quelque peu, car les ferments métalliques paraissent réussir beaucoup mieux dans certaines maladies que d'autres et avoir une certaine spécificité qui n'existerait pas si leur action était purement générale.

Les expériences de Mme Siéber et de MM. Lumière et Chevrottier sur la neutralisation des toxines par les oxydases viennent encore à l'appui de cette idée. En montrant quelle puissance inhibitrice les oxydases possèdent sur les virus microbiques, elles nous donnent à penser que les ferments métalliques, ces corps si voisins d'elles, pourraient bien en avoir une semblable.

Les recherches de M. Albert Robin ont montré en effet, qu'un certain nombre de maladies étaient considérablement améliorées par l'emploi des ferments métalliques.

Dans une communication faite à l'Académie des sciences, il rapportait déjà 18 observations cliniques. Depuis, les ferments métalliques ont été employés couramment à la clinique thérapeutique de l'hôpital Beaujon, et il résulte de ces études qu'ils sont particulièrement efficaces dans la pneumonie simple, le rhumatisme articulaire aigu à complications cardiaques et les méningites non tuberculeuses.

Dans toutes ces maladies, l'emploi des ferments a pour effet de déterminer la crise favorable et de hâter la défervescence. C'est donc une ressource thérapeutique importante et d'autant plus précieuse qu'elle est fondée sur l'emploi de corps chimiques purs qui seront probablement avant peu préparés dans des conditions rigoureuses de conservation et de dosage :

« Il est bien évident, disent à ce sujet MM. Albert Robin et Bardet, que si nos conceptions se trouvent justifiées par l'expérience, les sérums bactériens et les préparations de levures diverses, qui ne seraient actives que par les produits zymasiques qu'ils renferment, gagneraient singulièrement à être remplacés par des préparations véritablement pharmaceutiques, à titre connu. Nous ne savons jamais ce qui existe dans les sérums, dont le mode de préparation exclut absolument tout dosage et dont la fabrication exige un contrôle des plus sévères sous peine de dangers réels.

« Les solutions colloïdales que nous avons essayées représenteraient déjà une amélioration, mais il n'y a pas de doute que leur préparation fera rapidement des progrès considérables aussitôt qu'elles seront entrées dans la pratique et que l'on pourra arriver à éviter les petits inconvénients signalés plus haut. »

CHAPITRE IV

Observations de **MM**. Albert Robin et **P.-E**. Weill.

Nous avons vu que d'après MM. Albert Robin et
G. Bardet, l'une des actions les plus nettes des ferments
est celle qu'ils ont sur la formule hématique, et qui se
traduit par une leucolyse d'autant plus intense que l'individu en observation présentait une leucocytose plus marquée ; la diminution portant principalement sur les polynucléaires neutrophiles, tandis que les mononucléaires
augmentaient.

M. le professeur Albert Robin a continué ses observations sur ce point avec M. le docteur P.-Emile Weill et
en a publié le résultat dans le *Bulletin de thérapeutique*
par une note que nous reproduisons ci-dessous :

« Les injections sous-cutanées de ferments métalliques,
en particulier les solutions électrolytiques d'or, détermi-
nent de profondes modifications du côté des éléments
figurés du sang.

« D'une façon générale, l'injection est suivie d'une leucolyse, qui commence au bout d'une à deux heures, pour
se prolonger un temps variable, et qui ne persiste après
vingt-quatre heures qu'exceptionnellement. Légère chez
un individu sain dans le nombre des globules blancs est

normal, la leucolyse est souvent intense dans les infections s'accompagnant de leucocytose. Nous ignorons ce que fait l'injection, au cours des infections qui provoquent de la leucopénie sanguine, comme la fièvre typhoïde.

« A la leucolyse succède, soit une leucocytose secondaire, d'ordinaire peu marquée quantitativement, soit le retour à l'état d'équilibre antérieur.

« La destruction leucocytaire se fait aux dépens des polynucléaires neutrophiles surtout, et accessoirement aux dépens des lymphocytes. Cependant, les grands mononucléaires et les macrophages se montrent avec abondance dans le sang. Secondairement, les polynucléaires réapparaissent. Quand le retour à l'état antérieur ou à la normale survient, il n'est pas rare de voir se produire ou augmenter l'éosinophilie.

« Les globules rouges ne semblent pas subir de grandes modifications. Les injections auraient plutôt une tendance à diminuer leur nombre, mais les différences constatées sont variables, minimes, dans la limite des erreurs, et susceptibles de recevoir diverses interprétations.

« Comme exemple des modifications précédentes, voici les examens hématologiques faits chez deux malades, avant l'injection, puis immédiatement après et répétés ensuite pendant plusieurs jours.

« Malgré des différences de détail, les modifications sont dans l'ensemble, très comparables chez ces deux malades atteints d'affections très différentes (rhumatisme articulaire aigu et cancer stomacal). Nous avons préféré donner ces analyses plutôt que celles d'individus normaux, parce que,

— 53 —

chez ces derniers, les variations, quoique de même ordre, sont infiniment moins marquées.

« Les injections de ferments métalliques ont donc une action profonde sur le sang et les organes hématopoiétiques. Cette action se manifeste surtout sur la série leucocytaire et se montre faible sur la cellule rouge.

I

A..., 25 ans Rhumatisme articulaire aigu	Hématies	Leucocytes	Polynucléaires	Mononucléaires	Grands mononucléaires	Macrophages	Éosinophiles
13 octobre	3.440.000	10.000	78	17	7	8	»
14 octobre Examen 1 h. après l'injection	3.110.000	5.600	76	10,5	10,5	7	»
15 octobre	3.020.000	9.600	64,5	»	4	14	1,5
17 octobre	3.170.000	8.000	72,5	2	13	11	1,5

« On sait l'importance des réactions leucocytaires dans la défense de l'organisme contre les infections et les intoxications. Nul doute qu'une partie des effets causés par les ferments métalliques ne provienne de leur action sur les leucocytes.

D'ailleurs, d'autres substances chimiques se comportent de la même manière lorsqu'on les fait pénétrer dans le corps

humain ou animal, soit par ingestion, soit par injection.
Willkinson a montré que diverses substances, entre autres
la pilocarpine, l'atropine, la digitale, le salicylate de soude,
la quinine, etc., suscitent, après une courte phase d'hypo-
leucocytose, une hyperleucocytose avec polynucléose. »

« Les anesthésiques, tels que l'éther, le chloroforme,
possèdent la même action.

B..., 48 ans Cancer de l'estomac	Hématies	Leucocytes	Pluralité	Mononucléaires	Grands mononucléaires	Macrophages	Éosinophiles
12 octobre	1.950.000	17.600	78	11	5	6	»
13 octobre	»	18.400	80	7,2	4,8	8	»
14 octobre Examen 2 h. après l'injection.	2,095.000	10.400	66	1,6	14,8	17,6	»
15 octobre	1.960.000	9.600	75,2	8,4	14	2,4	»
17 octobre	2.050.000	20.000	82	2	8,5	7	0,5

« Enfin M. Bize, qui a étudié dans sa thèse les modifications
du sang après injection des sérums antidiphtérique et anti-
streptococcique, écrit dans ses conclusions : « Les injections
de ces sérums produisent généralement une chute rapide
des leucocytes, suivie après un temps variable d'une hyperleucocytose qui n'atteint pas ordinairement le niveau primitif. »

Il est intéressant de constater que ces deux sérums an-
titoxiques modifient de même façon l'équilibre leucocytaire et que les ferments métalliques possèdent, à ce point
de vue, les mêmes propriétés. »

Nous allons rapporter maintenant les observations personnelles que nous avons faites au laboratoire de la clinique thérapeutique de l'hôpital Beaujon, pour vérifier et
compléter les faits rapportés par les auteurs qui précèdent.

CHAPITRE V

Observations personnelles.

Article I. — *Technique.*

Nous avons fait deux séries d'expériences, l'une expérimentale et l'autre clinique. Nous commencerons par exposer la technique que nous avons suivie.

Numérations. — Les numérations ont été faites pour les observations de laboratoire avec l'hématémètre de Hayem-Nachet et pour les observations cliniques avec celui de Thoma-Zeis.

Pour les numérations de globules rouges faites avec l'appareil de Nachet, nous prenions deux millimètres cubes de sang que nous diluions dans l'éprouvette avec 500 millimètres cubes du sérum suivant :

Solution de sulfate de soude pesant 1020°.   100 cmc.

Formol...   1 cmc.

La goutte une fois placée dans la cellule nous comptions les hématies dans un certain nombre de carrés et trouvions le chiffre par millimètre cube au moyen de la table jointe à l'instrument.

Pour les leucocytes nous employions le procédé de

M. Hallion, c'est-à-dire qu'après avoir fait avec la pipette une prise de 20 millimètres cubes de sang nous la mélangions dans l'éprouvette avec 500 millimètres cubes de sérum acétique à 2 p. 100.

Nous comptions ensuite les leucocytes dans 32 grands carrés, et le chiffre trouvé multiplié par 100 nous donnait le nombre de globules blancs par millimètre cube de sang.

Nous avons fait plusieurs expériences pour vérifier notre technique instrumentale. Les différences trouvées ont été faibles toutes les fois que nous avons fait plusieurs numérations sur la même prise de sang, car le plus grand écart a été de 800. Nous verrons tout à l'heure qu'il n'en est pas de même quand on opère sur des prises de sang différentes.

Pour les numérations cliniques faites avec l'hématémètre de Thoma-Zeiss, nous procédions ainsi : pour les globules rouges, nous prenions un millimètre cube de sang dilué dans 100 millimètres de sérum au sulfate de soude, dans la pipette ; pour les leucocytes, nous nous servions de l'autre pipette permettant de faire la dilution au 1/10 avec le sérum acétique. Nous comptions les globules dans un nombre suffisant de carrés et le nombre par millimètre cube nous était donné par la formule

$$X = \frac{4.000 \times t \times n}{c},$$

dans laquelle t est le titre de la dilution, n le nombre des globules comptés et c le nombre de carrés dans lesquels on les a comptés.

Ce procédé nous a donné des approximations à peu
près de même ordre que la méthode de Hayem, mais il
nous semble plus pratique au lit du malade.

Pourcentage. — Le pourcentage des différentes variétés
de leucocytes a été fait de la même façon pour la clinique
et l'expérimentation.

A chaque piqûre, nous prenions trois plaques, et, suivant la technique de M. Marcel Labbé, la première était
fixée au sublimé iodé et colorée au triacide d'Erlich ; la
seconde était fixée à l'alcool-éther et colorée à l'hématéine
éosine ; la troisième était fixée à l'acide chromique et co-
loré au bleu de Unna.

Le pourcentage était fait sur 300 leucocytes sur l'une des
plaques, généralement celle colorée au triacide, sur laquelle
la distinction des neutrophiles était le plus facile. C'est,
en effet, la question qui nous intéressait le plus, et l'erreur la plus fréquente est de confondre un polynucléaire
neutrophile avec un mononucléaire à noyau multilobé, ce
qui est impossible avec le triacide qui rend apparentes les
granulations des neutrophiles. Cependant, dans quelques
prises de sang où la plaque à l'hématéine éosine était
incontestablement meilleure, nous avons fait la numération sur cette plaque.

Les deux autres plaques servaient, en tous cas, de contrôle, principalement pour les acidophiles par l'hématéine éosine et les mastzellen par le bleu de Unna.

Prises de sang. — Dans toutes nos observations, autant cliniques qu'expérimentales, nous avons fait toujours
au moins une prise de sang immédiatement avant l'injection, une seconde deux heures environ après, une troi-

sième six heures après et une quatrième le lendemain matin.

A chaque prise de sang, nous prenions trois plaques, ainsi que nous l'avons dit plus haut.

Mais nous sommes obligé de nous étendre un peu sur la technique de ces prises de sang, surtout dans l'expérimentation, à cause des difficultés résultant de la variation de la leucocytose chez le lapin, sur lequel ont porté toutes nos expériences.

En effet, les deux animaux de laboratoire qui se prêtent le mieux pratiquement aux observations multiples nécessaires à l'analyse du sang sont le lapin et le cobaye.

Or, d'après Kurloff, qui a étudié la formule leucocytaire du cobaye, les variétés de globules blancs de cet animal sont notablement différentes de celles de l'homme. C'est ainsi que les granulations des neutrophiles se teinteint non seulement par le triacide, mais aussi par l'éosine, ce qui leur a fait donner le nom d'amphophiles ; de plus, leurs noyaux sont beaucoup plus divisés que chez l'homme. Enfin, il existe une variété de leucocytes dits nigrosinophiles qui n'ont pas d'analogue chez l'homme. Nous avons pensé que ces différences étaient trop grandes pour que l'on puisse tirer d'observations sur le cobaye des indications utiles pour la leucocytose de l'homme.

Les formes leucocytaires du lapin sont semblables à celles de l'homme. Mais l'observation est rendue difficile chez cet animal par les variations énormes et rapides de cette leucocytose suivant les influences les plus diverses chez le même animal.

Chez des animaux différents les variations vont de

8.800 à 13.000, suivant Talgvis et Villebrand ; de 8.500 à 10.900, suivant Courmont et Montagard, et beaucoup plus suivant Besançon et Labbé. G. Bize cite comme chiffres extrêmes 4.550 et 16.120 ; pour nous, les différences ont, en général, oscillé entre 4.400 et 13.300 ; pourtant, nous avons trouvé une fois 20.800.

Il est donc absolument indispensable d'établir la formule leucocytaire de chaque lapin avant de faire l'injection.

Mais même chez le même animal les variations sont considérables d'un jour à l'autre. Voici ces variations chez un même lapin pendant cinq jours, suivant G. Bize.

19 mai.... 6.800.

21 — .... 8.800.

23 — ... 10.800.

24 — .... 12,400.

27 — .... 8.800.

Sur un autre lapin les différences ont été de 3.600 à 23.000.

Courmont et Nicolas ont constaté des différences sur le même lapin au même moment en faisant les piqûres à deux endroits différents ; ainsi la piqûre à la pointe de l'oreille peut donner des chiffres très élevés, tandis que la piqûre à la base donne des chiffres très bas.

Nous avons constaté nous-mêmes que les piqûres faites en des endroits différents ne donnaient pas de résultats comparables.

Le plus léger traumatisme fait varier en quelques heures la leucocytose par suite de l'afflux des leucocytes vers le point traumatisé. Dans la même journée un repas abondant amène de l'hyperleucocytose.

Voici les chiffres que nous avons eus sur un lapin.

Avant le repas.... 6.200.
Une heure après... 7.500.
Deux heures...... 8.800.
Huit heures....... 7.800.

Enfin d'un jour à l'autre les numérations ne sont pas comparables par suite des différences considérables résultant de la façon dont l'animal a été nourri, de l'inflammation plus ou moins grande consécutive aux piqûres ou à l'injection, enfin de causes souvent inconnues résultant de son état général.

Donc pour avoir des résultats comparables il faut s'entourer de précautions minutieuses et notamment :

1º S'assurer, si on fait par exemple la piqûre le matin, que l'animal a eu à manger suffisamment la veille et n'a rien pris depuis douze heures, de façon qu'il ne soit ni en inanition, ni en pleine digestion.

2º Placer suivant le conseil d'E. Weill l'animal en observation pendant au moins dix minutes à une température toujours la même, afin de se trouver dans les mêmes conditions de vaso-dilatation.

3º Opérer toujours identiquement de même en procédant aux piqûres.

4º Faire la première piqûre, celle avant l'injection, en un point de la veine marginale situé à peu près au milieu de l'oreille, et la seconde, deux heures après, en un point symétrique de l'autre oreille. Ces deux piqûres en effet sont les plus importantes puisqu'elles mesurent la leuco-lyse et on se trouve ainsi dans les meilleures conditions pour qu'elles soient comparables.

Nous croyons en effet que dans ces conditions les deux premières piqûres donnent des résultats exacts ; quel que soit le soin apporté aux suivantes, tant de causes peuvent faire varier la leucocytose en quelques heures que nous croyons qu'on ne peut considérer leurs indications que comme approximatives. Elles sont néanmoins intéressan-tes car on peut dégager une indication générale de leur ensemble, et de plus elles sont indispensables à l'établis-sement de la formule leucocytaire.

Prises de sang en clinique. — La leucocytose chez l'homme, bien que sujette à des variations importantes est cependant d'une fixité bien supérieure à celle des petits animaux de laboratoire.

Pourtant beaucoup d'observateurs ont constaté des diffé-rences importantes dans les prises de sang effectuées sur le même individu à quelques heures de distance et même sur deux prises effectuées au même moment en deux en-droits différents.

Ils en ont conclu que les faibles différences dans la leu-cocytose doivent être négligées ; Billesig par exemple pense qu'on ne doit pas tenir compte de celles inférieures à 3.000 globules.

Nous croyons ce chiffre beaucoup trop élevé ; en tout cas il est indispensable de tenir compte du chiffre primitif de la leucocytose et d'estimer le minimum négligeable proportionnellement à ce chiffre. Nous pensons que l'on peut admettre la proportion de 10 p. 100 donnée par G. Bize.

En outre et indépendamment de sa grandeur, le sens de la variation a une incontestable importance dans l'étude spéciale qui nous occupe.

Ainsi, lorsque nous constatons toujours et sans exception deux heures environ après l'injection une diminution tantôt faible, tantôt considérable, mais constante ; nous sommes autorisés à en conclure à une action leucolytique pouvant varier d'intensité suivant les circonstances, mais bien caractérisée.

Injections. — Les injections expérimentales ont toutes été faites avec les solutions colloïdales préparées par M. G. Bardet pour le laboratoire de M. Albert Robin et conservées en ampoules.

Nous injectons avec une seringue de Pravaz un centimètre cube de solution dans le tissu cellulaire sous-cutané du pli de l'aine.

Les injections cliniques ont été faites en majeure partie avec les solutions précédentes (argent et palladium) et quelques-unes avec un échantillon d'or colloïdal que M. Henry avait bien voulu nous fournir.

On injectait dix centimètres cubes des solutions de M. Bardet en injections intra-musculaires profondes en plein muscle fessier, sauf indications spéciales.

La solution colloïdale d'or de M. Henry étant, d'après les indications données, beaucoup plus concentrée, on en injecta la première fois un demi-centimètre cube et les autres fois un centimètre cube de la même façon.

ARTICLE II. — *Observations expérimentales.*

OBSERVATION I. — Décembre 1905. Injection de un centimètre cube de palladium:

	Dates et heures				
Prise de sang	12, 2 h. Avant	2 h. 30 Injection	4 h. 1 h. 1/2 après	9 h. 30 7 h. après	18, 11 h. 30 32 h. après
G. rouges.	7.440.000	»	7.314.000	»	6.820.000
G. blancs.	7.400	»	4.400	6.500	9.000
Neutro....	46	»	22	55	»
Lympho..	17	»	37	11	»
Moy. mon.	17	»	20	15	»
Gr. mono.	19	»	13	5	»
Acido.....	1	»	8	3	»
Baso.....	»	»	»	»	»

OBSERVATION II. — Décembre 1905. Injection de un centimètre cube de palladium.

	Dates et heures				
Prise de sang	21, 10 h. 15 Avant	10 h. 25 Injection	12 h. 25 2 h. après	7 h. 3 h. 1/2 apr.	22, 10 h. 23 h. 1/2 apr.
G. rouges.	4.557.000	»	4.619.000	»	4.061.000
G. blancs.	8.100	»	5.000	6.400	5.500
Neutro....	62	»	47	»	69
Lympho..	14	»	19	»	16
Moy. mon.	10	»	8	»	7
Gr. mono.	7	»	4	»	7
Acido.....	6	»	1	»	»
Baso.....	1	»	1	»	»

OBSERVATION III. — Décembre 1905. Injection de un centimètre cube de palladium.

Prise de sang	Dates et heures				
	24, 11 h. Avant	11 h. 20 Injection	2 h. 15 2h. après.	10 h. 15 11 h. après	25, 11 h. 24 h. après
G. rouges.	»	»	»	»	»
G. blancs.	10.100	»	6.800	8.700	6.000
Neutro....	68	»	67	72	55
Lympho..	22	»	22	20	32
Moy. mon.	6	»	7	4	6
Gr. mono.	4	»	3	3	7
Acido.....	»	»	»	»	»
Baso......	»	»	1	1	»

Le lapin qui a servi pour cette injection, et qui était d'une maigreur extrême, est mort le 3 janvier (dix jours après), pendant que nous étions absent, ce qui a empêché d'en faire l'autopsie.

OBSERVATION IV. — Janvier 1906. Un centimètre cube de palladium.

Prise de sang	Dates et heures				
	6, 11 h. 30 Avant	Midi Injection	3 h. 3h. après	10 h. 10 h. apr.	7, 9 h. 40 22 h. apr.
Gl. blancs..	9.800	»	7.900	8.400	9.600
Neutro.....	35	»	38	»	31
Lympho....	34	»	51	»	55
Moy. mono.	26	»	11	»	9
Gr. mono..	5	»	5	»	4
Acido......	»	»	»	»	1
Baso.......	»	»	»	»	»

A partir de cette observation, comme nous avons constaté que les variations obtenues dans les numérations de globules rouges étaient moins grandes que les limites des erreurs expérimentales, nous n'avons plus tenu compte dans les observations sur l'animal.

OBSERVATION V. — Janvier 1906. Un centimètre cube de palladium.

Prise de sang	Dates et heures			
	17, 3 h. Avant	3 h. 15 Injection	5 h. 15 2 h. après	18, 9 h. 18 h. apr.
Globules blancs..	7.200	»	5.700	5.500
Neutro.........	67	»	56	71
Lymphocytose ...	19	»	29	17
Moyens. monon..	7	»	13	5
Grands monon...	5	»	2	4
Acido...........	2	»	»	3
Basoph	»	»	»	»

En même temps que nous faisions une injection sur ce lapin nous faisions une injection d'eau distillée sur un lapin témoin.

Prise de sang	Dates et heures			
	17, 3 h. Avant	3 h. 15 Injection eau distillée	5 h. 30 2 h. après	18, 9 h. 18 h. apr.
Globules blancs..	6.400	»	6.500	4.200
Neutro.........	53	»	50	61
Lymphocytose...	15	»	16	11
Moyens monon ..	10	»	14	10
Grands monon...	21	»	28	17
Acido...........	1	»	»	1
Basoph	»	»	»	»

Ces deux lapins n'ont pas mangé depuis le 16 au soir jusqu'au 18 à l'heure où l'on a pris le sang.

OBSERVATION VI. — Février 1906. Injection de 1 centimètre cube de solution d'argent.

Prise de sang	Dates et heures			
	9, 9 h. 45 Avant	10 h. Injection	1 h. 1/2 3 h. après	10, 11 h. 25 h. apr.
Globules blancs.	20.800	»	9.600	11.500
Neutro............	54	»	48	65
Lympho	17	»	20	17
Moyens monon.	18	»	17	11
Grands monon..	9	»	12	6
Acido............	1	»	3	2
Baso	1	»	»	»

OBSERVATION VII. — Février 1906. Injection de 1 centimètre cube de solution d'argent.

Prise de sang	Dates et heures				
	10, 9 h. 30 Avant	10 h. Injection	midi 2 h. apr.	4 h. 6 h. après	12, 11 h. 23 h. apr.
Glob. blancs...	8.600	»	6.200	7.400	8.000
Neutro..........	63	»	50	»	72
Lympho.........	11	»	13	»	14
Moyens monon..	11	»	16	»	6
Grands monon..	13	»	20	»	6
Acido	2	»	1	»	2
Baso :..........	»	»	»	»	»

Article III. — *Observations cliniques.*

Observations I et II. — Jean M..., 16 ans et demi, rhumatisme articulaire aigu, entré le 21 février 1906.

A son entrée, les douleurs datent de douze jours. Elles sont sourdes dans les articulations des deux jambes. Cœur rapide arythmique, très sourd. Pouls 96, respirations 26. Pas de fièvre.

24 février. — Première injection : 10 centimètres cubes d'argent (Bardet).

25. — Léger frottement péricardique et prolongement du premier bruit à la pointe.

Pas de réaction urinaire.

26. — Dès le 26, amélioration générale avec disparition progressive des douleurs et diminution des phénomènes cardiaques.

6 mars. — Le malade semblait près de guérir complètement quand, le 6 mars, une légère poussée fébrile avec herpès labial nécessite une nouvelle injection d'argent, qui est suivie d'une amélioration générale avec disparition des douleurs dans les articulations prises.

20. — Elle se maintient jusqu'au 20 mars, où se produit une troisième poussée douloureuse, celle-ci dans les articulations des poignets et des doigts de la main.

20. — Troisième injection de palladium (G. Bardet).

21. — Pas de réaction urinaire ni d'amélioration. Les douleurs augmentent.

22. — Quatrième injection de palladium. A cette date, la main, l'épaule droite et la hanche gauche sont prises. Frottement péricardique très net, léger souffle systolique à la pointe, bruits très sourds.

23. — Diminution de tous les symptômes. Le frottement

— 69 —

péricardique et les douleurs des doigts persistent seuls. Forte réaction de l'indol. Pas d'albumine ni d'acide urique.

24. — Cinquième injection de palladium.

25. — Le lendemain, 25, grande amélioration ; sixième et dernière injection le 26. L'amélioration se maintient et, le 19 avril, le malade part à Vincennes, toutes les douleurs ayant disparu. Il reste seulement un très léger souffle systolique à la pointe.

Nous avons fait l'examen du sang pendant les deux injections des 22 et 24 mars ; en voici les résultats :

OBSERVATION I. — Injection de 10 centimètres cubes de la solution de palladium du laboratoire (G. Bardet).

Prise de sang	Dates et heures				
	22, 9 h. Avant	9 h. 10 Injection	11 h. 40 2h. après	5 h. 205 8h. après	23, 11 h. 25 h. après
Hématies	4.112.000	»	3.848.000	»	3.836.000
Leucocytes ...	6.400	»	3.600	5.800	7.200
Neutro........	77	»	52.7	74	80
Lympho	11.3	»	17	15.3	12.3
Monon........	10.3	»	29	17.7	7.3
Acido.	1.4	»	1.3	2	»
Baso..... ...	»	»	»	»	0.4

Cette injection donne un faible résultat urinaire ; seulement un peu d'indican dans les dernières urines des vingt-quatre heures.

Observation II. — Même solution.

Prise de sang	24, 10 h.45 Avant	11 h. Injection	2 h. s. 3 h. après	6 h. s. 7 h. après	25, 10 h. 23 h. après
Hématies	3.990.000	»	3.885.000	»	3.863.000
Leucocytes...	8.800	»	4.900	5.200	7.600
Neutro........	82	»	71.6	72	75
Lympho	10.3	»	7.4	5.6	7.3
Monon.......	6.7	»	20.3	21	16
Acido........	1	»	0.7	2.4	1.7

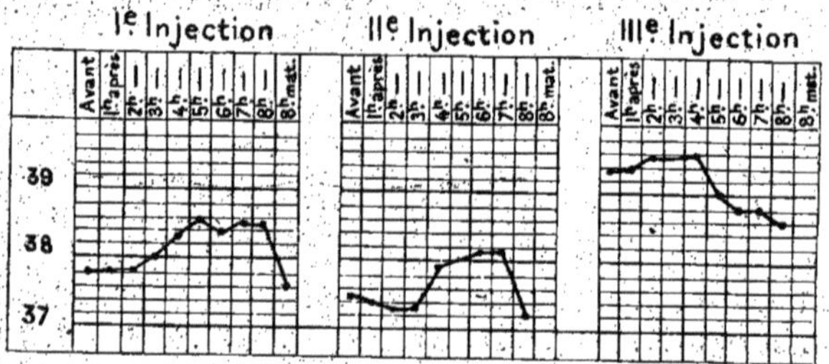

Fig. 1₁

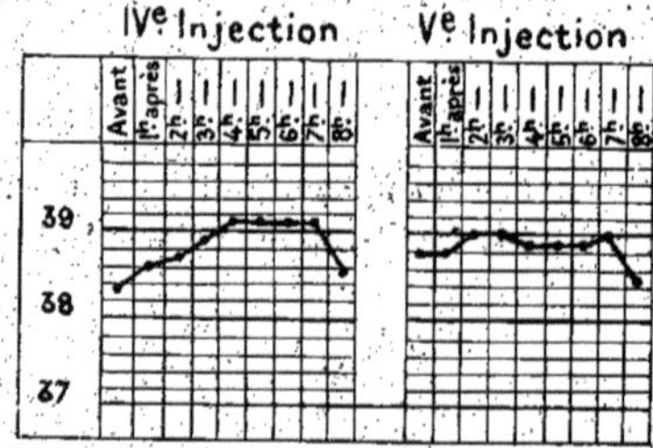

Fig. 1₂

Voici les courbes thermiques prises d'heure en heure pour chaque injection pendant les vingt-quatre heures :

Observation III. — Stéphanie B..., 56 ans, domestique. Entré le 13 mars 1906, salle Axenfeld, lit 21. Péritonite tuber-culeuse.

En entrant, la malade se plaint de douleurs dans le ventre, nausées, céphalalgie, fièvre peu intense. L'auscultation révèle une tuberculose pulmonaire au second degré peu avancée du sommet gauche.

Mise au traitement général, la malade a une poussée fébrile le 18, qui diminue les jours suivants. Mais comme sa température reste au-dessus de la moyenne et que la malade se plaint d'insomnie, on pratique, le 23 mars, une injection de 10 centimètres cubes de palladium, dont voici l'examen sanguin et la courbe thermique :

Prise de sang	28, 9 h. 30 Avant	11 h.30 Inject.pal.	2 h, 30 8 h.après	5 h. 15 6 h.après	24, 2 h. 28 h.apr.	6 h. 32 h.apr.
G. rouges.	4.224.000	»	3.392,000	»	»	»
G. blancs.	10.600	»	7,600	5,200	3.364	4.600
Neutro...	79	»	84	81	»	94
Lympho .	3	»	2	8	»	2
Monon...	18	»	13	11	»	4
Baso.....	»	»	1	»	»	»

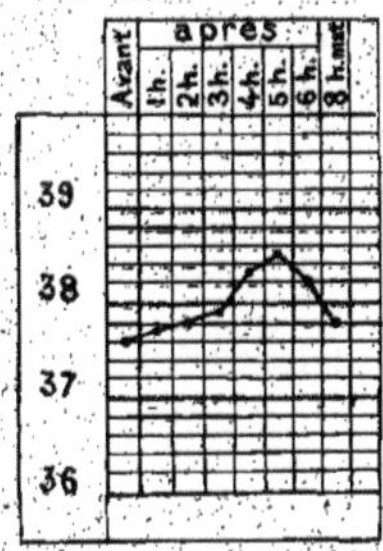

Fig. 2

Le nombre des différentes variétés leucocytaires par millimètre cube de sang est pour chaque prise de sang :

	Neutrophiles	Lymphocytes	Mononucléaires
Avant............	8.374	318	1.944
3 heures après...	6.384	152	988
6 —	4.212	416	574
32 —	4.324	92	184

Il n'y eut pas d'amélioration sensible après cette injection ; cependant la malade dit mieux dormir.

Le dimanche matin, le pouls parut rapide et filant ; mais, le soir, il était mieux frappé ; l'état général ne semblait pas mauvais, les douleurs du ventre ayant diminué, et rien ne faisait prévoir une terminaison fatale, quand, le lundi 26 au matin, la malade mourut presque subitement sans agonie.

Voici la courbe de températures :

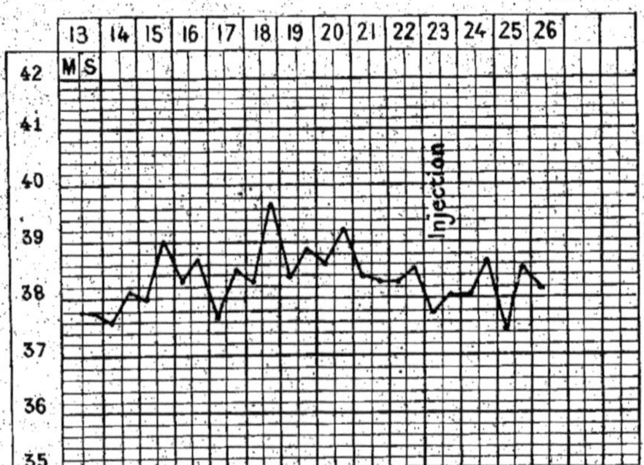

Fig. 3

Observations IV, V, VI. — Joseph F..., chauffeur, entré le 26 mars 1906, salle Louis-Trabuchi, lit 16.

Il présente des douleurs vives dans les pieds, les poignets et l'épaule gauche ; de l'ictère, avec matières colorantes de la bile dans l'urine ; albuminurie légère avec diaphragme d'acide urique ; le foie débordé de deux travers de doigt les fausses côtes et est sensible à la pression ; le rythme cardiaque est légèrement embryocardique ; bruits un peu sourds, premier temps légèrement prolongé à la pointe, pas de frottement net. Pouls, 96 ; respirations, 28.

Diagnostic : Rhumatisme articulaire aigu. Ictère. Myocardite.

27 mars. — Première injection de palladium.

28. — Diminution des symptômes cardiaques, mais augmentation des douleurs. 4 grammes de salicylate de soude. Nitrate d'urée et acide urique en quantité.

30. — Deuxième injection de palladium.

31. — Amélioration. Rythme embryocardique. Bruits mieux frappés. Pouls, 120. Respirations, 26. Réaction urinaire abondante.

1er avril. — Troisième injection de palladium.

2. — Diminution des douleurs. Frottement péricardique énorme. Nitrate d'urée très abondant dans tous les verres ; culot énorme d'acide urique dans le dernier.

3. — Traces de matières colorantes de la bile dans l'urine. Douleurs moindres, symptômes cardiaques pareils.

Quatrième injection de palladium.

4. — Réaction urinaire moins abondante.

Etat général le même.

5 avril. — Injection d'un demi-centimètre cube de la solution d'or colloïdal de M. Henry (5e injection).

6. — Nitrate d'urée dans tous les verres ; acide urique dans le dernier, mais en quantité plus faible que dans les injections précédentes. Même frottement, légère poussée douloureuse dans le bras et l'épaule droite.

7 et 8. — Diminution du frottement.

9. — Sixième injection. Un centimètre cube d'or Henry.

10. — Grande amélioration qui se maintient. Les douleurs et les symptômes cardiaques diminuent rapidement, et le 22 avril le malade sort complétement guéri sans aucune trace de sa péricardite.

Ci-dessous la courbe thermique pendant la durée de la maladie et les températures prises d'heure en heure après chaque injection.

L'examen du sang a été fait sur les deuxième, quatrième et cinquième injections. Voici les résultats :

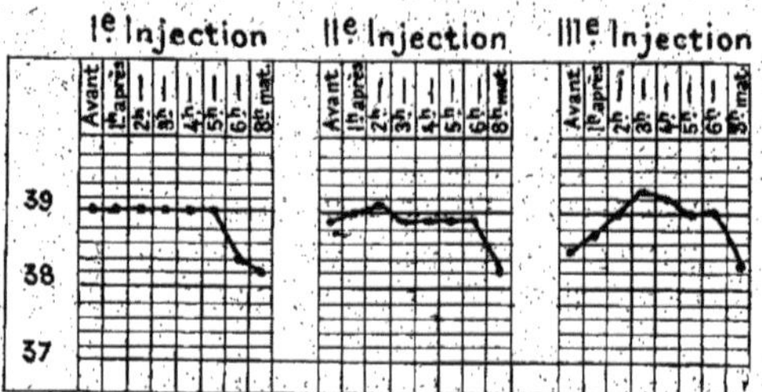

Fig. 5₁

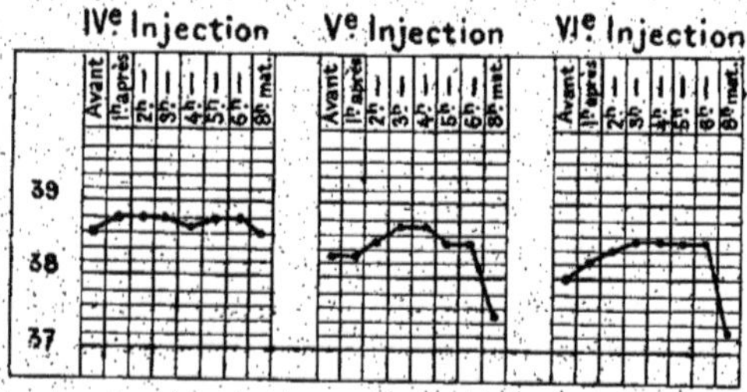

Fig. 5₂

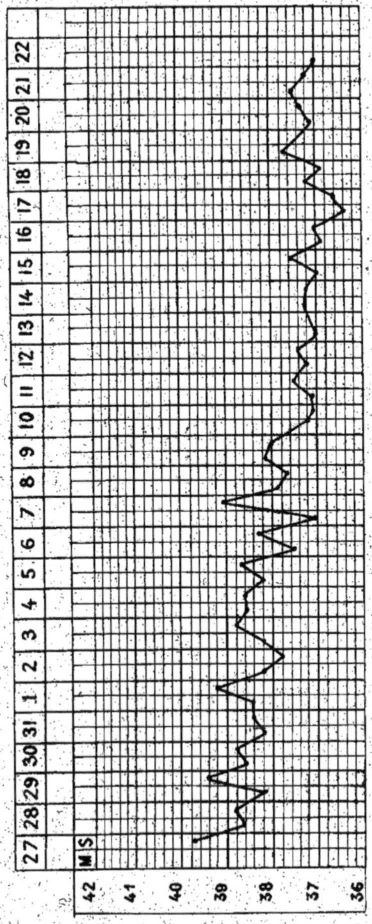

Fig. 4

Observation IV. — Deuxième injection : 10 centimètres cubes de palladium (Bardet), 30 mars 1906.

	Dates et heures				
Prise de sang	30, 11 h. Avant	11 h. 30 Injection	3 h. 4 h. après	7 h. 7 h. après	31, 3 h. 28 h. après
Leucocytes...	15.200	»	14.200	15 100	16.600
Neutro.......	78.3	»	64	»	81.3
Lympho......	10.3	»	15.6	»	7.6
Monon.......	11.4	»	20.4	»	10
Acido........	»	»	»	»	0.4
Basop.......	»	»	»	»	»

Observation V. — Quatrième injection. 3 avril. Même solution.

	Dates et heures				
Prise de sang	3, 10 h. Avant	11 h. 30 Injection	2 h. 2 h.1/2 ap.	5 h. 6 h. après	4, 11 h. 24 h. après
Leucocytes...	12.200	»	19.900	11.400	16.800
Neutro.......	82.3	»	72	74.3	85
Lympho......	7.7	»	12	12	8
Monon.......	10	»	15.6	12.7	6.3
Acido........	»	»	»	1	»
Basop.......	»	»	0.4	»	0.7

Observation VI. — Cinquième injection. Avril. Demi-centimètre cube or Henry.

	Dates et heures				
Prise de sang	5, 10 h. Avant	10 h. 30 Injection	1 h. 2 h.1/2 ap.	6 h. 7 h.1/2 ap.	6, 11 h. 25 h. après
Leucocytes...	18.500	»	17.400	19.200	21.400
Neutro......	75	»	65.3	»	70
Lympho.....	10.6	»	12.4	»	7.3
Monon......	12	»	22	»	11.7
Acido.......	2.4	»	0.3	»	3
Basop......	»	»	»	»	»

Les injections, chez ce malade, ont presque toutes donné une réaction urinaire énorme ; en voici le détail :

Première injection. Beaucoup d'acide urique. Décharge d'urée. Albumine en moins grande quantité qu'à l'entrée.

Deuxième injection. Beaucoup de nitrate d'urée dans les verres de la journée, pas dans celui de 8 heures du matin. Peu d'albumine.

Troisième injection. Quantité énorme de nitrate d'urée dans tous les verres ; acide urique également, mais surtout dans le dernier, où il y en a en quantité. Très peu d'albumine.

Il y avait un peu de nitrate d'urée dans le premier verre (avant l'injection).

Quatrième injection. Nitrate d'urée dans tous les verres ; acide urique dans le dernier. Pas d'albumine.

Cinquième injection. Nitrate d'urée et acide urique, mais en moins grande quantité. Pas d'albumine.

Sixième injection. Pas de réaction urinaire.

OBSERVATION VII. — Justin L..., crémier. Entré le 27 mars. Otite catarrhale aiguë.

Malade depuis quinze jours. Début par un coryza, puis maux de tête, bourdonnements, surdité, pas d'otorrhée.

Anorexie, langue sale, faiblesse, diarrhée, prostration. Albumine dans les urines. Rien du côté du cœur.

Traitement : Pyramidon. Naphtol en gargarisme. Quinine.

Le 28 mars, première injection (palladium) qui donne une grande décharge d'acide urique. Amélioration, mais les bourdonnements continuent, ainsi que l'albuminurie.

Le 30 mars, deuxième injection de palladium.

Le lendemain, un peu d'acide urique et d'urée et pas d'albumine. Les bourdonnements ont diminué, mais la faiblesse persiste.

Le 3 avril, crise de polyurie ; l'albumine a complètement disparu, la surdité également, mais les bourdonnements persistent.

Le 4 et le 5, on donne deux doses de thiosinamine qui font disparaître complètement les bourdonnements, et le 11 le malade sort complètement guéri.

L'examen du sang a été fait sur la deuxième injection. Malheureusement, les plaques ont été perdues par un accident de laboratoire, ce qui a empêché de faire le pourcentage.

Date	Heures	Prises de sang	Leucocytes
30	1 h. 30 s.	Avant	10.400
	2 h. 30 s.	Injection	»
	4 h. s.	2 h. 1/2 après	5.500
31	4 h. s.	26 h. 1/2 après	6.800

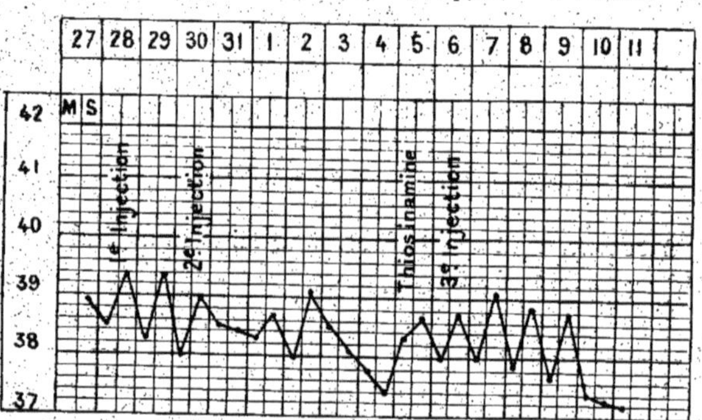

Fig. 6

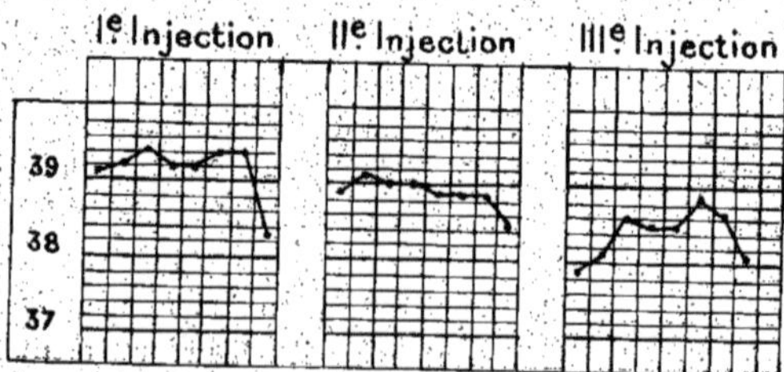

Fig. 7

Observation VIII. — Joséphine B..., 45 ans, domestique. Entrée le 24 mars. Splénomégalie.

Se plaint, à son entrée, de faiblesse, inappétence, insomnie, maux de tête et d'estomac.

Pas de fièvre. On ne trouve à l'inspection d'autre signe physique qu'une rate très grosse.

L'examen du sang montre une anémie extrême avec très peu de leucocytes également.

Une injection, faite le 7 avril, n'ayant donné aucun résultat, la malade est mise au traitement par les rayons X.

Son état reste stationnaire avec une légère tendance à l'amélioration jusqu'au 23 avril, où elle part au Vésinet.

Examen du sang le 30 mars : Leucocytes, 3.300 ; globules rouges, 2.880.000. Formule : Neutrophiles, 70 ; lymphocytes, 19 ; mononucléaires, 16 , éosophiles, 4.

Examen au moment de l'injection : Demi-centimètre cube or Henry.

Prise de sang	Dates et heures				
	7, 10 h. Avant	10 h. 10 Injection	midi 2 h. après	5 h. 6 h. après	8, 11 h. 23 h. après
Hématies	1.800.000	»	1.720.000	»	»
Leucocytes...	3.600	»	2.000	2.200	2.200
Neutro.......	84	»	68	»	70
Lympho	3	»	9	»	8
Monon	43	»	21	»	19
Acido........	»	»	2	»	3
Basop........	»	»	»	»	»

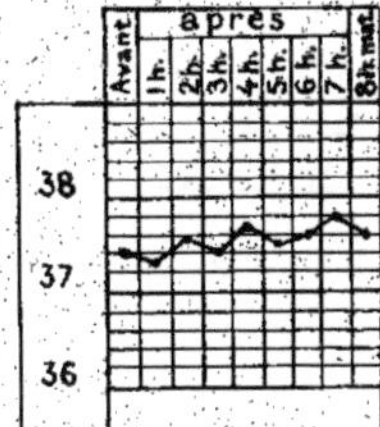

Fig. 8.

OBSERVATION IX. — Marie B..., 28 ans, femme de ménage. Entrée le 6 mars pour pneumonie tuberculeuse.

L'examen des crachats a montré des pneumocoques et des bacilles de Koch.

La pneumonie suit son cours régulier, mais la convalescence est longue et retardée par des poussées fébriles successives.

C'est ainsi que, le 18 mars, la température monte à 40°3. Une injection d'argent amène la défervescence, bien qu'il n'y ait pas eu de réaction urinaire.

Le 9 avril, la température monte à 39°1. On pratique encore une injection de 1 centimètre cube d'or Henry et le lendemain la température retombe à 37°9, toujours sans réaction urinaire.

La malade a de violentes douleurs d'estomac, que soulagent les poudres de saturation. Actuellement, elle est en convalescence, une zone de matité existe à la place de l'ancienne lésion pneumonique.

L'examen du sang a été fait pendant la deuxième injection d'or colloïdal Henry.

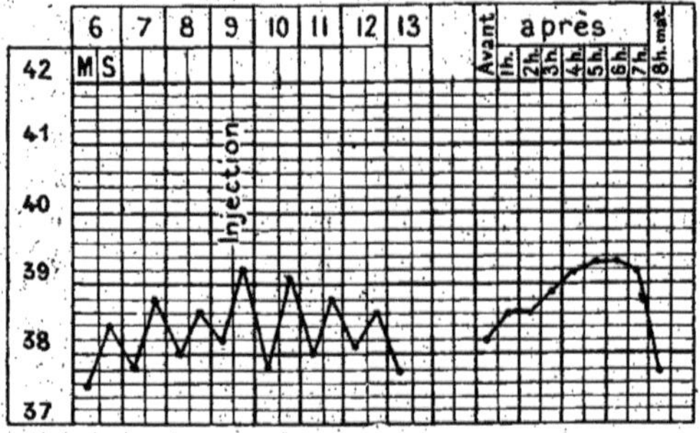

Fig. 9

Prise de sang	Dates et heures				
	9, 10h. 30	10 h. 35 Injection 1 h.1/2 après	Midi	4 h.	10, 10 h. 24h. après
Leucocytes	9.700	»	7.200	7.300	7.200
Neutro ...	61	»	58.6	»	64
Lympho ..	12	»	17	»	12
Mono.....	26.4	»	24	»	20
Acido.....	»	»	1	»	3
Baso	1	»	»	»	1

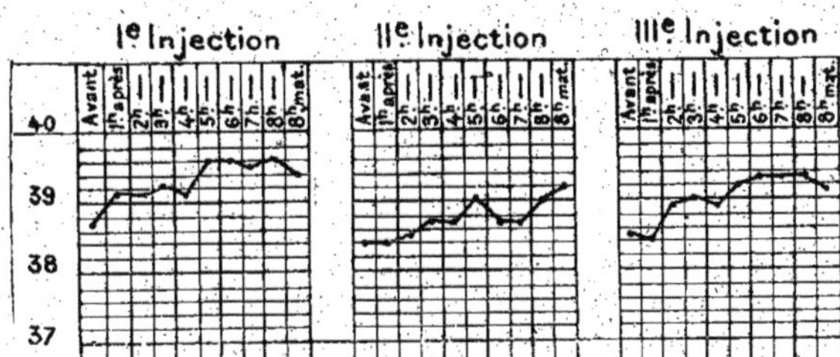

Fig. 10.

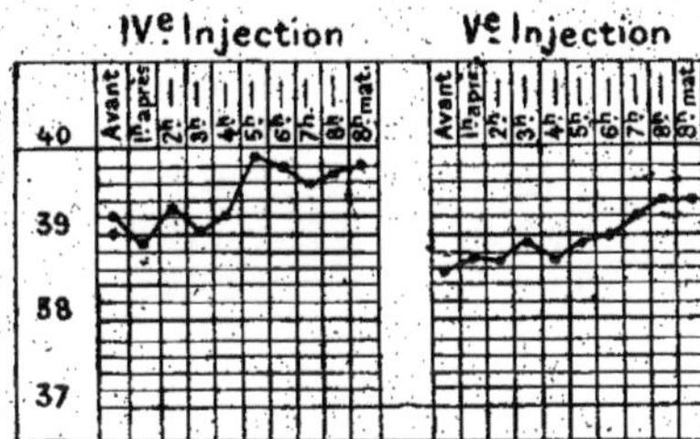

Fig. 11.

Observation X. — Marie L..., 25 ans, domestique, entrée le 28 avril 1906. Rhumatisme articulaire aigu.

C'est sa troisième attaque. Les deux précédentes en 1898 et 1900. Est actuellement malade depuis trois semaines.

A eu des déterminations cardiaques dès sa première attaque.

On constate aujourd'hui :

Double souffle aortique probablement ancien. Léger frottement péricardique, souffle systolique à la pointe.

Les douleurs ont débuté par le cou-de-pied ; le poignet s'est pris ensuite. 97 pulsations. Insomnie. Congestion pulmonaire. Constipation.

Traitement : salicylate de soude et lavement. Le lendemain, huile de ricin. Injection le 30 avril.

Amélioration progressive. Injections de palladium les 2, 4, 6 et 9 mai. Aucune de ces injections ne donne de réaction thermique ni urinaire.

La fièvre persiste d'abord à cause de la congestion pulmonaire, ensuite à cause de la péricardite. Elle nécessite l'application d'un vésicatoire le 2 mai, qui amène une grande amélioration.

Actuellement, la malade est en convalescence.

L'examen du sang a été fait lors de la première injection de palladium (G. Bardet).

	Dates et heures				
Prise de sang	30, 10 h. Avant	10 h. 10 Injection	Midi 2 h. après	6 h. 8 h. après	1, 11 h. 25 h. après
Leucocytes	16.600	»	16.200	16.000	15.800
Neutro....	65	»	62.6	»	64
Lympho ..	14.3	»	16	»	21.3
Monon ...	19.3	»	20,4	»	11.9
Acido.....	1	»	»	»	3.4
Baso	0.4	»	1	»	»

Observation XI. — Emile D..., charretier, 30 ans. Entre le 2 mai. Pneumonie.

Entré le troisième jour de la maladie. Bonne santé antérieure.

Angoisse respiratoire. Facies vultueux. La pneumonie occupe tout le lobe inférieur droit. Signes de congestion intense dans tout le poumon droit et à la base du poumon gauche.

Crachats rouillés typiques. Foie gros et douloureux. Dans les urines, urate de soude et beaucoup d'acide urique. Pas d'albumine. Pouls 105, resp. 46.

3 mai. — Saignée. Julep. Bouillon. Toodd.

4. — Injection de 10 centimètres cubes de palladium. Pyramidon et quinine. La saignée d'hier a peu donné, le sang se coagulant de suite. Néanmoins, amélioration notable : langue bonne, congestion pulmonaire gauche beaucoup diminuée.

Pouls 108, légèrement dicrote, respirations 44.

5. — La défervescence est faite, pas de réaction urinaire.

Convalescence rapide. Le 17, le malade sort complètement guéri.

Voici les résultats de l'unique injection qui a été faite.

4 mai 1906. — Injection de 10 centimètres cubes de palladium de G. Bardet.

Prise de sang	4, 9 h. 30 Avant	10 h. Injection	Midi 2 h. après	5 h. 30 7 h. après	5, 10 h. 24 h. après
			Dates et heures		
Leucocytes	21.800	»	17.500	18.000	16.500
A. en trop.	78.3	»	69.3	70	72
Lympho ..	4	»	18	4.3	12
Mono......	17.7	»	12.7	24	13.6
Acido....	»	»	»	1.7	2.4

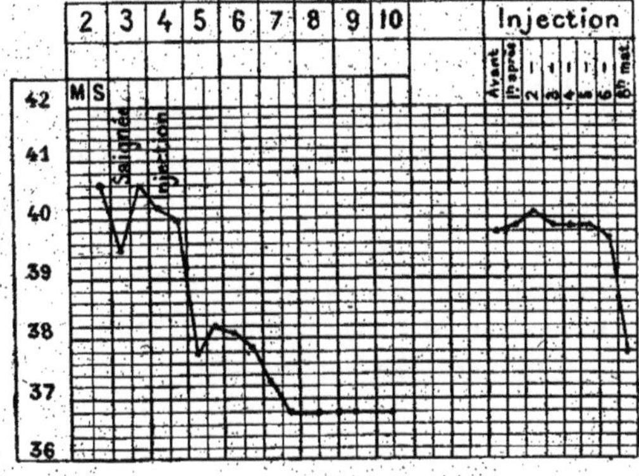

Fig. 12.

CHAPITRE VI

Interprétations des résultats donnés par les observations rapportées précédemment.

Nous n'avons pas l'intention d'aborder ici, au point de vue thérapeutique général, la discussion des observations qui précèdent. Cette question a été déjà traitée dans la thèse de Pierre Sée, et sortirait du sujet spécial dont nous nous occupons. Nous voulons donc simplement constater quelles sont les variations subies par la formule hématique à la suite des injections de ferments métalliques, comment elles peuvent être interprétées et quelles indications on peut en tirer en thérapeuthique.

Les deux effets dominants des ferments métalliques sont : 1° la leucolyse suivant immédiatement l'injection, ou diminution du nombre des leucocytes par millimètre cube de sang ; 2° l'abaissement simultané du taux des polynucléaires neutrophiles, montrant que la leucolyse se produit spécialement aux dépens de ces éléments.

La leucolyse est à son maximum deux heures environ après l'injection ; elle commence une heure après pour durer environ trois à quatre heures. Elle est en général d'autant plus considérable que la leucocytose primitive était plus élevée, et par conséquent plus forte dans les états pathologiques qui s'accompagnent ordinairement d'hyperleucocytose que dans l'état normal ; mais, comme l'on peut s'en rendre compte par les comparaisons de nos observations expérimentales faites sur des animaux sains avec nos observations cliniques, elle est plus régulière chez les sujets sains. En effet, dans le cas de maladie, il peut se rencontrer un processus d'augmentation leucocytaire indépendant de l'injection qui diminue et masque ses effets, et il est souvent nécessaire, comme nous le verrons plus loin, d'interpréter les chiffres donnés par les numérations au moyen de l'analyse de la formule leucocytaire.

Plus ou moins considérable suivant les cas, la leucolyse n'a jamais manqué ni dans les observations rapportées par MM. Albert Robin et P.-E. Weill, ni dans les nôtres : c'est un fait constant et absolument régulier.

Une seule fois (observation X) la leucolyse a été insignifiante (400), mais nous avons tout lieu de croire que la solution métallique qui a servi à cette injection était complétement précipitée.

Les chiffres extrêmes de la leucolyse ont été expérimentalement 11.200 (obs. V) et 1.500 (obs. VI) ; nous croyons que le premier de ces chiffres doit être considéré comme anormal, car c'est le seul que nous ayons trouvé aussi fort ; le chiffre le plus fort observé ensuite étant de 3 300 sur une leucocytose primitive de 10.100. Nous n'avons pas eu expérimentalement un seul résultat donnant une augmentation après l'injection.

Cliniquement le chiffre le plus fort a été comme diminution absolue 4.900 (obs. VII), ce qui représente une diminution relative de 52 p. 100 sur une leucocytose primitive de 10.400. L'importance de la leucolyse est d'ailleurs très variable ; lorsqu'elle est faible, cela peut tenir soit à une prolifération leucocytaire concomitante, ainsi que nous le verrons plus loin, et alors l'analyse de la formule leucocytaire peut le montrer, soit à la non-activité de la solution employée par suite de son altération, soit à la na-spéciale de certains organismes qui ne réagissent pas vis-à-vis des ferments métalliques.

Ces deux dernières causes sont difficiles à distinguer l'une de l'autre, et il en sera ainsi tant qu'on ne sera pas parvenu à produire des solutions colloïdales suffisamment stables.

Dans les observations cliniques comme dans les observations expérimentales, nous n'avons jamais eu d'augmentation après l'injection.

Après cette leucolyse primitive qui suit immédiatement l'injection, les choses se passent très différemment suivant les cas.

En général, le nombre des globules blancs remonte, comme on le constate par une prise de sang faite six heures environ après l'injection. Tantôt il reste inférieur au chiffre de la leucocytose avant l'injection, tantôt il le dépasse : cela dépend de l'état de réaction de l'organisme. Quand cette réaction est vive, comme dans les maladies inflammatoires en pleine poussée, il y a une abondante prolifération leucocytaire, et après l'injection le chiffre de la leucocytose monte plus haut qu'avant ; quand cette réaction est faible, soit que la maladie soit en pleine convalescence, soit qu'au contraire l'organisme vaincu ne se défende plus, il n'y a pas de remplacement suffisant des leucocytes détruits et leur nombre est plus faible après chaque injection qu'avant.

Enfin dans les cas où cette réaction est nulle, les numérations donnent des chiffres constamment décroissants, c'est-à-dire que la leucolyse n'est pas suivie d'une période d'augmentation du chiffre des globules blancs.

C'est ainsi que dans l'observation I le malade étant en pleine poussée leucocytaire, le nombre de globules blancs a dépassé après l'injection de 1.000 le chiffre primitif.

Chez le même malade deux jours après, la poussée étant terminée, c'est le résultat inverse qui s'est produit et la leucocytose a été plus faible de 1.200 unités après l'injection.

De même chez le malade de l'observation VII qui n'avait pas de fièvre.

Dans l'observation n° 11. que l'injection ait produit la défervescence ou qu'elle ait simplement coïncidé avec elle, elle a été faite la veille de la chute de la température, début de la convalescence. Aussi la leucocytose tombe-t-elle de 21.800 à 18.000.

Chez le malade des observations IV, V et VI, pris en pleine et violente poussée rhumatismale, les chiffres sont après chaque injection plus élevés qu'avant.

Au contraire les deux malades des observations VIII et IX nous montrent des diminutions leucocytaires dues à un défaut de réaction de l'organisme ; le n° 8 étant une splénomégalie a évolution lente sans fièvre, et le n° 9 ayant été pris pendant la convalescenee traînante, à rechutes continuelles d'une pneumonie tuberculeuse.

Enfin, le seul cas a terminaison fatale de nos observations (obs. III) nous donne le type d'une chute continue de la leucocytose : 10.600, 7.600, 5.200, 4.600 due au manque de réaction absolue de l'organisme, de sorte que cette absence de retour de la leucocytose à la normale, pourrait être considéré comme d'un pronostic grave.

Ainsi, une injection de ferments métalliques amène d'une façon immédiate une leucolyse dans les heures que la suivent. Cette leucolyse est suivie généralement d'une augmentation leucocytaire qui peut dépasser ou, au contraire, ne pas atteindre au chiffre primitif. Enfin, cette augmentation peut ne pas se produire dans les cas où la réaction de défense fait complètement défaut.

Les ferments métalliques semblent produire également une très légère diminution des globules rouges. Nous avions commencé à étudier cette modification dans nos premières observations ; mais nous y avons renoncé, car les variations observées restent bien en deçà des limites des erreurs expérimentales, ce qui leur ôte toute valeur, et, d'autre part, les numérations exigent chacune une piqûre supplémentaire qu'il est inutile d'infliger à des malades que l'on est obligé d'examiner plusieurs fois par jour.

Le second point mis en lumière dans la communication de MM. Albert Robin et G. Bardet, à l'Académie des sciences, est la diminution des polynucléaires neutrophiles montrant que la leucolyse porte surtout sur ces éléments.

En effet, sur dix observations cliniques, nous avons eu neuf fois diminution des polynucléaires et augmentation des formes mononucléaires (lymphocytes, macrophages, etc.). Sur sept observations expérimentales, nous avons toujours eu des diminutions de neutrophiles; cinq fois elles ont été importantes et deux fois seulement (Obs. III et IV) très faibles et négligeables.

Le seul cas de nos observations cliniques n° 3) où nous ayons eu, après l'injection, une augmentation des neutrophiles, malgré la diminution générale des leucocytes, est précisément celui dont nous avons déjà parlé et qui s'est terminé par la mort inattendue de la malade. Son analyse est intéressante ; si nous cherchons, en effet, non plus la quantité pour cent leucocytes de chaque variété, mais le nombre absolu par millimètre cube de sang de chaque forme leucocytaire, nous trouvons les chiffres suivants :

	Neutroph.	Lymphoc.	Mononuc.
Avant.........	8.374	348	1,944
2 heures après ...	6.384	152	988
6 — ..	4.212	416	574
32 — ..	4.324	92	184

Nous voyons donc que la quantité absolue de globules a été en diminuant pour toutes les variétés. Si la proportion pour cent des neutrophiles a été en augmentant, c'est que les autres sortes ont diminué plus rapidement qu'eux, n'étant pas soutenues par une prolifération nouvelle, comme cela se produit dans un organisme réagissant ; les neutrophiles, au contraire, représentant les formes ultimes des leucocytes, sont les derniers éléments survivant, et l'analyse de la dernière piqûre montre qu'alors le sang ne contenait presque que cette variété de globules.

Nous avons vu precédemment que l'on considère généralement les neutrophiles comme contenant de préférence les catalases actives ; ce n'est là qu'une hypothèse, mais elle paraît probable.

Si nous l'admettons, il en résultera que l'action thérapeutique d'une injection sera mesurée moins par la diminution absolue du nombre des leucocytes en général que par celle des neutrophiles en particulier, puisque c'est la leucolyse de ces éléments qui met en liberté les principes actifs doués de pouvoir hydrolisant et oxydo-réducteur.

Or, les observations IV, V et VI, faites sur le même malade, — rhumatisant à poussées inflammatoires intenses — semblent fournir des faits assez nets à l'appui de cette manière de voir.

Ce malade donnait, en effet, après chaque injection de ferments, une réaction urinaire extrêmement abondante, ainsi qu'une réaction thermique très nette qui témoignait de l'effet utile produit. Or, lorsque nous faisions la numération, nous trouvions une diminution très faible du nombre des globules blancs. Ce résultat minime en comparaison des effets cliniques nous avait même fait craindre des erreurs expérimentales, quand l'analyse de la forme leucocytaire nous en fournit l'interprétation.

Voici, en effet, le nombre de chaque variété leucocytaire par millimètre cube de sang :

Observation IV

	Neutroph.	Lymphoc.	Mononuc.
Avant.........	11.901	1.565	1.733
2 heures après ..	9.088	2.215	2.897
24 — ...	12.496	1.261	1.660

Observation V

	Neutrop.	Lymphoc.	Monon.
Avant........	10.040	939	1.220
2 heures après..	7.840	1.308	1.699
24 heures après.	14.280	1.344	1.058

Observation VI

	Neutrop.	Lymphoc.	Monon.
Avant........	13.875	1.961	2.220
2 heures après..	11.362	2.157	3.828
24 heures après.	14.980	1.562	2.504

Nous constatons ainsi qu'au lieu des chiffres faibles
donnés par la leucolyse générale, 1.000, 1.300, 1.100, nous
avons pour la leucolyse des neutrophiles 2.800, 2.200 et
2.500, c'est-à-dire plus du double, chiffres qui correspon-
dent à l'intensité des effets produits. La diminution des
neutrophiles était donc masquée dans les numérations par

l'augmentation simultanée des autres sortes résultant d'une poussée leucocytaire intense.

La nature du métal semble indifférente au point de vue de l'action du médicament. Nos observations ont été faites avec des solutions de M. Bardet de palladium et d'argent et avec la solution d'or de M. Henry sans que nous ayons jamais constaté de différences entre ces solutions au point de vue de l'action sur les éléments figurés du sang.

La clinique faisait d'ailleurs prévoir ce résultat car dans le service de M. Albert Robin, où les ferments métalliques sont employés couramment, on n'a jamais trouvé jusqu'ici de différence sensible entre les métaux très divers qui ont servi de base aux solutions employées, au point de vue de l'action thérapeutique.

CHAPITRE VII

Conclusions.

De tout ce qui précéde et des observations — évidemment en trop petit nombre encore — que nous avons rapportées, nous croyons que l'on peut conclure que les effets de l'injection des ferments métalliques sur la formule hématique sont les suivants :

1° Ils amènent d'une façon constante une leucolyse plus ou moins considérable.

2° Cette leucolyse porte principalement sur les polynucléaires neutrophiles : la diminution de ces éléments semble, plus que le chiffre même de la leucolyse, mesurer l'activité de l'injection.

3° Le fait de voir le nombre des leucocytes continuer à baisser progressivement longtemps après l'injection, au lieu de se relever au bout de quatre à cinq heures, de même que le fait de voir les polynucléaires neutrophiles augmenter en proportion après l'injection, semble d'un mauvais pronostic, comme indiquant un manque de réaction de l'organisme.

4° Le chiffre des globules rouges semble légèrement

diminué, mais ces variations sont faibles et restent en deçà des limites des erreurs expérimentales.

5° Jusqu'à présent on n'a pu trouver de différences d'action selon la nature du métal dissous.

BIBLIOGRAPHIE

J.-E. ABELOUS et BIARNÈS. — Pouvoir oxydant du sang. Soc.
de Biol., 1894, t. XLVI.

— Sur les ferments solubles oxydants de l'organisme. Comptes
rendus du XII⁰ Congrès international de Moscou.

— Existence chez les mammifères d'un ferment soluble oxydant
l'aldéhyde salicylique. Soc. de biol., 1898, t. XL.

— Présence dans l'organisme d'un ferment oxydant décomposant l'eau oxygénée. Soc. de biol., 1899, t. LI.

J.-E. ABELOUS et ALOY. — Sur l'existence dans l'organisme
animal d'une diastase à la fois oxydante et réductrice. Soc.
de biol., t. LV, 1903.

G. BARDET. — Les nouveaux remèdes. Doin, 1894.

— Aperçu sur l'application des oxydases en thérapeutique.
Bull. de thérap., t. CXLV, 1903.

CLAUDE BERNARD. — Le problème de la physiologie générale
en science expérimentale.

G. BERTRAND. — Sur le latex de l'arbre à laque. Acad. des sc.,
1894, t. CXVIII.

— Sur la laccase et le pouvoir oxydant de cette diastase, 1895,
t. CXX.

— La laccase. *Ann. de physiol. et de chimie*, t. XII.

— Sur l'intervention du manganèse dans l'oxydation provo-
quée par la laccase. Acad. des sc., t. CXXIV, 1897.

F. BESANÇON et M. LABBÉ. — Traité d'hématologie.

Bize. — Action des sérums de Roux et de Marmorek sur les globules sanguins. *Thèse*, Paris, 1899, chez G. Carré.

E. Bourquelot. — Ferments solubles. Paris, 1896.

— Les ferments oxydants dans les champignons. Soc. de biol., 1896, t. LXVIII.

— Remarques sur les matières oxydantes que l'on peut rencontrer chez les êtres vivants. Soc. de biol., 1897, t. XLIX.

E. Bourquelot et G. Bertrand. — Laccase dans les champignons. Acad. des sc., 1895, t. CXXI.

Brandeburg. — Sur la réaction des leucocytes envers la teinture de gaïac. *Revue de pathologie interne*, 1900.

Bredig et Muller van Barneck. — Sur la catalyse par le platine et la dynamique chimique de l'eau oxygénée. *Zeitschrift für Physikalische chemie*, 1899, t. XXXI.

— Paralysie par les poisons de la catalyse produite par le platine. *Ibid.*, t. XXXVII.

— La catalyse de l'eau oxygénée par l'or. *Ibid.*, t. XXXVII.

— Quelques applications de l'arc lumineux électrique. Recherches de la Société électrochimique, 1898.

— Les principes de l'emploi de l'endosmose électrique et les manifestations de l'état colloïdal. Dixième section du Ve Congrès international de chimie appliquée.

Carey Lea. — Sur les modifications allotropiques de l'argent. *American Siclein an Journal of Sciences*, t. XXXVII et XXXVIII.

G. Carrière. — Sur la présence d'oxydases indirectes dans les liquides normaux et pathologiques de l'homme. Soc. de biol., 1899, t. LI.

Dastre et Floresco. — Contribution à l'étude de la bilirubine et la transformation en biliverdine. *Arch. de physiol.*, 1897.

Enriquez et Sicard. — Les oxydations de l'organisme. Paris, 1902.

Faraday. — Réduction du bichlorure d'or par le phosphore
jaune. *Paggendorf Annalus*, t. CI.

C Galéotti. — Catalyseurs et ferments. *Lo sperimentale*,
1901.

— La soluzione colloïdi dei metalli, e i loro rapporti concerti
fenomeni biologici. *Lo sperimentale*, t. LIV, 1900.

A. Gautier. — Chimie biologique. Ferments solubles.

Graham. — Verhalten kolloïdaler Lösungen in organischen
Lösungsmitteln. *Jahresberichte der chemie*, 1892.

A. Guthier. — Ueber das flüssige hydrasol des goldes.
Zeitschrift für anorganische chemie, t. XXXI, p. 448.

— Studien über kolloïdale Sulfide. *Ibid.*, t. XXXII, p. 292.

— Beiträge zur Keutniss anorganischen kolloïde. *Ibid.*,
t. XXXII, p. 347.

Hanriot. — Mécanisme des actions diastasiques. Compte rendu
de la Société de biologie, t. LIII, 1901.

— Réversibilité des actions diastasiques. *Ibid.*

— Sur le soi-disant argent colloïdal. Comptes rendus Acad.
des sc., t. CXXXVI, p. 1448.

Hikorokuro Yashida. — Sur la chimie de la laque. Tokio.

A. Jacquet. — Le mécanisme des oxydations dans l'organisme
Nécessité d'un ferment oxydant. *Revue générale de médecine et de thérapeutique*, 1896, t. XII, p. 730.

Lépinois. — Sur les ferments solubles décomposant l'eau oxygénée. Comptes rendus de la Société de biologie, t. LI,
p. 401.

Lobry de Bruyn. — Quelques remarques sur la grosseur des
particules dans les pseudo-solutions ou solutions colloïdales. *Recueil des travaux chimiques des Pays-Bas*,
t. XIX, p. 251.

A. Lumière, L. Lumière et Chevrottier. — Action des oxydases artificielles sur la toxine tétanique. Comptes rendus
de l'Académie des sciences, mars 1904.

Netter. — Efficacité du collargol dans les maladies infectieuses. Multiplicité de ses indications. Soc. médicale des hôpitaux, décembre 1902.

PAAL. — Sur différents métaux colloïdaux. *Berichte der deutchen chemische Gesellchaft*, t. XXXV.

DE PAEHL. — La spermine. *Revue gén. des sciences*, août 1903.

PORTIER. — Les oxydases dans la série animale. *Thèse*, Paris, 1897.

— Les oxydases dans le sang des mammifères. Soc. de biol., t. L, p. 452.

— L'oxydase du sang des mammifères est-elle une véritable oxydase. *Ibid.*, p. 453.

POZZI-ESCOT. — Les diastases et leurs applications. Paris.

J. DE REY PAILHADE. — Découverte du philotion. Toulouse, 1892.

ALBERT ROBIN. — Sur les ferments inorganiques. Leçon faite à Beaujon le 17 février 1904.

— Influence de l'état naissant sur les propriétés des médicaments. *Presse médicale*, 9 mai 1904.

— Note sur les ferments métalliques, leur action sur le métabolisme, leurs effets dans la pneumonie. Académie de médecine, 6 décembre 1904.

— Action thérapeutique des ferments métalliques dans la pneumonie et le rhumatisme articulaire aigu. Soc. de thérap., 21 décembre 1904.

ALBERT ROBIN et G. BARDET. — Action des métaux à l'état colloïdal et des oxydases artificielles sur l'évolution des maladies infectieuses. Acad. des sc., 21 mars 1904.

ALBERT ROBIN et P. EMILE WEILL. — I. Action des ferments métalliques sur les éléments figurés du sang. — II. Action des ferments métalliques sur la production de l'azote total, de l'urée et de l'acide urique. Acide urique et leucolyse. *Bull. de thérap.*, 23 août 1905.

PIERRE SÉE. — Contribution à l'étude des applications thérapeutiques des oxydases et des métaux ferments. *Thèse*, Paris, mai 1905.

Mme SIEBER. — Destruction des toxines par le bioxyde de calcium et les oxydases d'origine animale et végétale. *Archives de la Société de biologie de Saint-Pétersbourg*, 1901.

G. STÖDEL. — Les colloïdes en biologie. *Revue scientifique*, 7 et 14 janvier 1905.

A. TRILLAT. — Réactions catalytiques diverses fournies par les métaux. Influences activantes et paralysantes. Acad. des sc., t. CXXXVII, juillet 1903.

— Influences activantes et paralysantes agissant sur le manganèse envisagé comme ferment métallique, 30 novembre 1903.

— Sur le rôle d'oxydase que peuvent jouer les sels manganeux en présence d'un colloïde. *Ibid.*, 1er février 1904.

R. ZSIGMONDY. — Nature des solutions métalliques colloïdales. *Zeitschrift für Physikalische chemie*, t. XXXIII, p. 63.

— Sur l'or soluble. *Zeitschrift für Eleektrochemie*, t. IV.

— Sur la nature chimique du poupore d'or de Cassius. *Liebig's Annalen*, p. 301.

IMPRIMERIE F. DEVERDUN, BUZANÇAIS (INDRE)

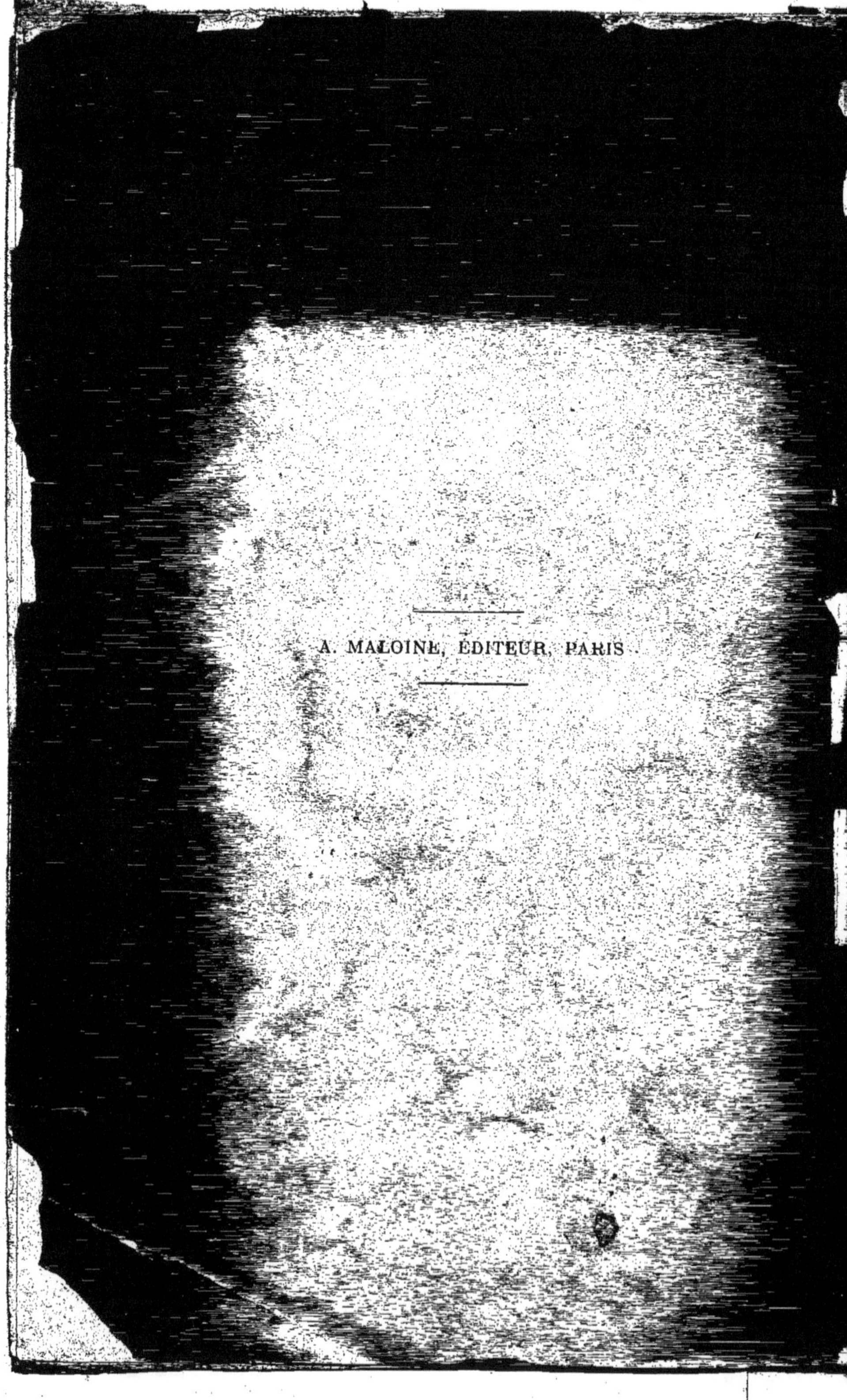
A. MALOINE, ÉDITEUR, PARIS

Le livre viril

Défi

A M. et Mme L. Rosy.

SOIR DE TEMPÊTE

La paix définitive est en toi... tu le sais...
Et la démence d'or des éclairs convulsés
Que rompt avec des poings furieux, sur les cimes,
L'Esprit rôdeur qui bat des talons les abîmes ;
Tout ce tumulte où ton vieux cœur est contenu,
C'est loin de toi, ce soir, là-bas, dans l'inconnu,
Si loin de toi qui t'es enfin prouvé ton maître,
Qu'il frappe sa victime et t'épargne de l'être.
Non ! tu n'es plus le mont livide et foudroyé
Qui jette à la dérive, avec l'aigle noyé,
En larges pans, dans les écumes palpitantes,
Ses forêts qu'un torrent roule encore chantantes !

C'est loin, là-bas, au ras d'horizons convulsifs,
Que des bêtes de flamme et des monstres lascifs
Lappent à pleine gueule et par fauve lampée,
Le sang qui teint l'éclair comme un tranchant d'épée.
L'ombre est seule à saigner, ton âme est claire... dors !
— Sache-les bien vivants, ceux que tu croyais morts :
Tes rêves qu'un réveil parfumé ressuscite,
Et là, dans la lumière en fête d'un beau site,
Comme un groupe de dieux d'un exil ressurgis,
Les graves voluptés de tes jours assagis.
Une candeur rit dans vos yeux, âme souillée !...
...Quand sa robe de stupre est enfin dépouillée,
Une enfant courtisane, en fleur dans son printemps,
Rayonne encor sous la chair pâle des quinze ans ;
Elle rentre divine en cette autre innocence...
Rejetez quelque jour d'un clair geste d'enfance,
Les vêtements du vice obscur que vous portez,
Et soyez, âme et corps, traversés de clartés !

C'est fait!... Endormez-vous dans une eau translucide,
O perle où des éclairs s'ouvrent un ciel limpide !
Et ne redoutez plus que ce calme pervers
Soit l'image féline et traîtresse des mers,
Où derrière la flore écumante des vagues,
Joue avant de rugir la houle, Bêtes vagues !
La paix définitive est en toi...

...*Le doute croissant:... de la chair périssable
à l'effeuillement de l'âme.*

FÊTE NOSTALGIQUE

I. **Jet d'eau.**

Au cœur stérile de la vasque,
Merveille d'un clos écarté,
Un grand lys d'onde et de clarté
Improvise son jet fantasque....

Tandis qu'il hausse par les airs
Sa transparence essentielle,
Tant de ciel s'éparpille en elle
Qu'on s'en explique les éclairs !

Le vent mouillé qui l'évapore
Répand son bruit comme un parfum
Et dispersant un vague embrun,
Prodigue ce pollen sonore.

La grâce aride du jardin
S'humecte à sa poussière osée ;
Cœurs secrets sevrés de rosée,
Les fleurs s'y fécondent soudain...

Toute sveltesse s'en inspire...
Tout élan refait son essor.
Et l'enchantement du décor
Se glisse en riant dans son rire.

— Ah ! jet d'eau de trouble conseil
Qui me veux épars dans ta joie,
Quelqu'un déjà danse et tournoie
Dans ton mirage de soleil...

Prompte et nerveuse court la sphère
Tendue à ta cime ou plongeant,
Court la cible de faux argent
Qu'un plomb fatal prouve de verre.

Et l'esprit qu'un charme abusa,
Rentré dans sa mélancolie,
Entoure de fous sa folie
Et fait signe à Gastibelza !

Je revis ton sens nostalgique
Au faîte d'un rêve trop beau,
Où mon être, — pour quel jet d'eau ? —
Figure la cible tragique...

Ainsi dans l'oubli de son sort,
(Des yeux vides béant sur elle)
Ma chair dans mon âme immortelle
Tente l'adresse de la Mort !

II. Effeuillements.

Au parc intime dont les roses
Effeuillent, autour d'un bassin,
Leurs grâces de fleurs sur les poses
Qu'exaspère un Triton d'airain,

Mon rêve attardé se parfume,
Au bord d'un océan de fleurs
Qui, comme un gouffre son écume,
Lui jette l'embrun des senteurs...

C'est un parc autour de mes doutes,
Un clos d'amour et de soleil
Où mon cœur, pourtant aux écoutes,
Se refuse au tendre conseil...

Oui ! feuilles de l'arbre sonore,
Dont tant de sens charge le bruit,
Vous qui redites dans l'aurore
Tant d'aveux appris de la nuit,

Une secrète et chaste idylle
Entre des fantômes d'amants,
Echange, grave et puérile,
L'éternité dans leurs serments.

Et vos baisers, je le soupçonne,
Lèvres d'or prêtes à pâmer,
O feuilles au seuil de l'automne,
M'intiment des ordres d'aimer !

Mais, trahi des roses mortelles,
J'en ai retrouvé dans la Chair...
L'Esprit seul, au fond des prunelles
A mes sens, depuis, restait cher !

Déjà la terre nostalgique
Ne fêtait plus que d'autres yeux...
Le soir, à l'horizon tragique,
Me désabuse encor des cieux : ...

Un long effeuillement de flammes,
Dans le jardin du pur Eté,
Prédit l'effeuillement des âmes
A qui leur crut l'Eternité !

Prières à d'autres dieux

VENUS GENITRIX, MATER DEORUM

Aphrodite.

Reconnais l'Aphrodite à ses rites ardents !
Je tiens comme une fleur le rire entre les dents !
Ma grâce épanouie à la crête des vagues
Evoque un jeu vermeil de clartés sur des dagues,
Et mon cœur entr'ouvert, de soi-même agité,
Exhale dans les vents toute la volupté !

O murmure des mers, je vous écoute encore,
Lorsqu'au baiser fuyant de la houle sonore
Un vif ruissellement égrenait sur ma chair
L'inquiète splendeur des larmes de la mer,

113

Ah ! tout me trahissait fille du rauque Abîme !
Nacre des flots jaloux je luisais à leur cime ;
Ma langueur s'y fondait en multiples accords,
Et dans les ondoiements onctueux de mon corps
J'éternisais en toi, souplesse de mes hanches,
Les rythmes adoucis berceurs des lames blanches.

La double Vénus.

Déesse plutôt que bacchante,
Traverse en riant mes aveux !
Ta beauté vierge et provocante
 Prend le soleil dans tes cheveux !

Gloire à toi, merveille lointaine
Qui te cambres dans la clarté,
En évoquant, douce et hautaine,
La chaste enfance d'Astarté !

Mon amour, cette mer sonore,
Sait t'exalter comme il te sied...
L'extase de ses flots honore
La splendeur ferme de ton pied.

Saluée Anadyomène,
La gorge en fleurs de deux boutons,
Est-ce Vénus que nous ramène
Le char de nacre des Tritons ?

L'Aphrodite, c'est toi sans doute ?
Quand sur toi déferle la mer,
On devine à travers les gouttes
Les transparences de ta chair.

Tes poses ne sont point que tiennes,
Tout chez toi trahit la Cypris
Qui, sous ses paupières païennes,
Endort les aubes de jadis !

Quelle grotte t'a vue éclore ?
Où ton calice s'ouvrit-il,
O fleur marine d'une flore
Vivant sous l'onde son avril ?

Quelle nymphe a vu la première
Fuir, pour se poser au hasard,
Sous tes cils souples la lumière
Enfantine de ton regard ?

Te frôlant aux crêtes des vagues,
L'écume aux candides fraîcheurs
Eternise en murmures vagues
Le baiser de vos deux blancheurs !

Dans ces grêles conques marines
Entends, alors que rit dans l'air
Le rythme argentin des clarines
Au col des troupeaux de la mer,

Entends comme au fond de leur nacre
Chantent sans cesse des rumeurs...
C'est l'aveu des flots qui te sacre
Reine des ondes et des cœurs !

...Sa foi cherche des dieux et trouve des symboles...

Au beau compositeur Georges Berry.

RÉSURRECTIONS

Bois sacré.

Ce bosquet, jadis consacré,
Où ressuscitent d'anciens faunes,
Plein de l'odeur des toisons jaunes,
De fluide lune est nacré.

Regarde, un chèvre-pied s'obstine,
Front battant contre un bouleau clair.
Dont la gaîne de pâle chair
Palpite, vivante et divine.

Et le dieu bouc, tout moite encor,
Dans l'arbre flairant la dryade,
Fait s'égoutter par myriade,
Un sang d'or sous sa corne d'or.

Mais l'arc bandé d'une liane,
Calme et vierge célestement,
Voici que rôde au firmament,
Vouée au silence, Diane.

Actéon et Artémis.

Je bondis vers toi, ployant sous tes chiens,
De mes pieds ailés de bête et de proie...
La mort dans ta main est claire de joie :
Périsse Actéon... mes vœux sont les tiens !

J'emporte ta chair éparse en mon âme,
Toute la splendeur jeune de tes seins...
Mes yeux ont osé, près des frais bassins,
En toi, l'Immortelle, étreindre la Femme !

Danaé sous la pluie d'or.

Poussière d'or et de lumière,
Que de mes yeux j'ai cru bannir,
Trop experts à te retenir,
Mes cils clos te font prisonnière.

Serais-tu mieux qu'une clarté ?
Rôde-t-il quelqu'un dans ta flamme ?
Tu t'éparpilles sur mon âme
Moins en lueurs qu'en volupté...

N'ai-je fait que te voir ? j'hésite !
Tous mes sens autant que mes yeux,
Ont palpité, Rayons ou Dieux,
L'extase de votre visite.

Endymion.

Reviens vers ton pâtre,
Déesse oublieuse...
La lune bleuâtre
Moire, sous l'yeuse,
Les rides des eaux...

J'entends les roseaux...

Parfume ma couche
Des chères étreintes...
Bientôt cette bouche
Qui fut toute plaintes
Sera toute oiseaux !

J'entends les roseaux...

Du fond de l'attente,
Espoir de ma nuit,
S'élève et s'argente
Ta forme qui luit...

J'entends sur les eaux
Pleurer les roseaux.

Niobé.

Tristes filles de Niobé,
Plaignez la mère sacrilège...
Dans mon amour, comme en un piège,
Votre âge innocent est tombé.

Vainement la mort vous terrasse...
Mon cœur vous redresse partout !
Mais le dieu faucheur de ma race
Dans ma haine seule est debout !

Sirènes.

Sœurs captives dans vos élans,
Esclaves en proue aux carènes,
Loin de vous de libres sirènes
Tressent des algues à leurs flancs.

Craignez le destin d'être femmes,
Vous dont l'homme d'un geste dur
Emeut d'avance, sous l'azur,
Le sillage à travers les lames !

Le chant des flots reste en ma chair...
L'onde est encor toute l'Ondine !
Et si ma force est féminine,
Ma grâce est d'incarner la mer...

Je suis la souplesse des vagues...
Vénus, Béthelgeuse ou Rigel,
Reflets d'astres tombés du ciel,
Soyez l'opale de mes bagues !

Silène.

Je te suis de mes pieds épars,
O bacchanale aux sourds crotales
Qui, sur les rênes végétales,
Fais cabrer les onces des chars !

Me voici, Bacchos, Maître insigne !...
L'air en joie est ton cœur léger,
Et ta soif pourra vendanger
Ton vieux Silène tout en vigne !...

Rien d'obscur ne double ta chair...
Toute lumière te transperce,
Et ton image ne renverse
Au sable clair qu'un dieu plus clair !

Mais c'est moi ta forme gardienne...
Prosternant l'extase des vins,
Mon ivresse à tes pieds divins
Couche une ombre dionysienne !

Prométhée.

Noir forceur de l'Olympe bleu,
D'un roseau fais un sanctuaire...
Donne à ta fuite, ô Statuaire,
Ce complice au recel du Feu !

Regagne à présent l'antre sombre
Où, veiné sans avoir un cœur,
Ignorant du ciseau vainqueur,
Le marbre indocile t'encombre...

Plus d'un qu'enhardit ton retour,
Tente aussi le rapt magnanime ;
Mais le Feu de son vol sublime
N'est divin que **d'être à l'Amour** !

Sans âme encore les statues
Où son dépit s'est absorbé,
Vienne y choir l'Eclair dérobé,
Ont le remords de s'être tues!

Les Chiennes d'Enfer.

Complice à demi contre l'innocent,
Aux placides yeux que ferme le juge,
S'ouvre en vain partout un lâche refuge
Pour soustraire aux dieux le crime puissant...

En vain le méfait, trop sûr d'un asile,
Prévoyait sans peur l'éclair irrité
Aboyant au loin vers l'impunité !...
Va, musèle, ô Zeus, ta Meute inutile !

Notre seule odeur chargerait son flair...
Des chiennes d'Hadès la mâchoire est bonne...
Les dents du remords, triplant Tisiphone,
Déjà par dedans dévorent la chair !

Midas à Marsyas.

Du temps qu'ils n'étaient que roseaux,
Discrets confesseurs de mes veilles,
Tes pipeaux savaient mes oreilles,
Mon secret courait tes pipeaux...

Ces confidences à tes lèvres,
Tes doigts gourds les haussaient en vain :
Tu ravalais leur sens divin
A servir le jeu de tes chèvres !

Contempteur des conseils prudents,
La Syrinx provoque la Lyre,
Et, folle, s'obstine, ô Satyre,
A frémir au bord de tes dents !

Il accourt et déjà t'écorche,
Et t'étreint de poings furibonds,
Le dieu que l'éclair de ses bonds
Echevèle comme une torche !

suite, p 142.

Hélène.

Si mon réveil est à l'amour,
Si j'ai cent formes, étant flamme,
Si ma chair fatiguant mon âme
La précède à travers le jour...

Si tant d'aspects me font escorte,
C'est qu'en vous, diverse de cœur,
J'ai ma légende pour sculpteur:...
L'artiste ne m'étreint que morte,

Ou telle qu'au sommeil obscur,
Quand s'éteint presque mon haleine,
Ma lassitude sculpte Hélène
Dans mes blancheurs de marbre pur !

... Au chœur que harcèle Apollon
Avant toi, Midas a fait nombre :
Sur le sol s'afflige mon ombre
D'un profil où pointe l'ânon !

Près de l'antre aimé des corneilles
Où pend en lanières ta peau,
O Martyr du même Bourreau,
Chair au vent, fouette mes oreilles.

Le réveil embaumé.

Ce soir, des gouttes d'ombre humectent les calices :
La rosée où s'avive un obscur tremblement,
S'alourdit de parfums, d'odorantes délices,
Qu'elle absorbe en ses pleurs voluptueusement.

Mais la jeune lumière, au matin, la consume
Et des fleurs, entr'ouvrant leurs moites encensoirs,
S'évapore en senteurs la tristesse des soirs,
Et c'est ce deuil épars dont l'aube se parfume.

— Ta rosée, en mon cœur, ô douloureux amour,
Dans la mort de l'espoir et dans l'exil du jour
Parmi des baumes purs s'est longtemps enfermée.

La voici qui s'exhale en effluves divins,
Et Celle en qui renaît l'éclat de mes matins,
En respire à jamais la douleur parfumée.

La Symphonie pastorale.

Toi qui marchais vers moi dès tes jeunes aurores,
Sans prévoir la rencontre et l'éclair de nos yeux,
Avec le rythme ailé qu'à tes beaux pieds sonores
Attachaient la sandale et ton élan joyeux !

Chère âme d'allégresse et de tendresse neuve
Qui, trop en abandon pour jamais t'épargner,
N'affrontes qu'humblement la lumineuse épreuve
Où le cœur féminin cherche à mieux se donner !

O doux être ingénu qui te crois l'Etrangère
Et t'étonnes des ciels nouveaux où tu t'en vins,
Offrant à l'Etranger que je te fus naguère
Ton exil souriant et tes baisers divins...

Tu t'écoutes aimer, quelquefois, comme on tremble...
Est-ce une exhalaison dans une nuit d'été ?
Quelque chose d'obscur, et de clair tout ensemble,
T'inquiète le cœur d'étrange volupté.

Ce n'est rien... un bonheur ambigu dont tu souffres...
Ta pensée, au milieu de plaintifs Océans,
Comme une fleur d'écume éclose de leurs gouffres
Disperse ses parfums de néants en néants !

Tu sens frémir en toi des ailes et des voiles :
Tout évoque à ton cœur l'anxiété des mers,
Où l'engloutissement nocturne des étoiles
Entraîne ton esprit sous les lointains amers...

Telle es-tu, frêle enfant, toi qui sais, d'heure en heure,
Quelle part de ton ciel enfouit l'horizon ;
Telle es-tu dans l'amour, toi dont le rire pleure,
Et qui fais de regrets contenus, ta prison.

En mesurant mes dons à tes propres offrandes,
Moi-même, par instants, je t'ai prise en pitié ;
Mais combien donnent moins qui font les parts plus
Ce qui subsiste en moi se livre tout entier.   [grandes :

Tu ne retiens jamais, si je traduis mon âme,
Que le sens qui se cache et tout l'inexprimé ;
Tu n'apprends des rayons qu'à regretter la flamme,
L'absolu brûle en toi sur l'autel parfumé !

Pourquoi donc, au delà de mon amour visible,
Suivre la courbe d'or des Constellations,
Qu'un rythme naturel dans leur course insensible
Eloigne pour un soir du ciel des passions ?

Résigne-toi! l'universel déborde l'heure...
Quel vertige te noue à ces astres vaincus?
Explore, si tu veux, ma vie antérieure;
Descends comme un Esprit au fond des jours vécus.

Le temps que fléchira ta douce violence,
N'est plus qu'un long sommeil sous un vieux firmament.
Viens ! découvre d'ici le jardin de silence
Où mon sourire même accueille gravement.

Tu peux te croire encore en ton rêve idyllique,
Tant ce parterre au loin a de chastes senteurs...
Quelque trouble qu'on prête à leur sens symbolique,
Cueille-les sans remords, ce ne sont que des fleurs!

Ah! cet instant mortel, mon respect le prolonge :
Il s'émeut sous ton pied, le seuil tard visité,
Où rien ne survivra du passage d'un songe
Hormis ton souvenir dont il reste hanté.

Viens ! respire d'ici la lumière indulgente.
Au flanc des troncs gercés distille un sang moins vieux.
Tandis que de ses fleurs le saule obscur s'argente
Sous les écorces, vois ! ressuscitent des dieux !

Les derniers cyclamens auprès de l'anémone,
Le narcisse ployant sous un beau nom damné,
L'impériale, dont Avril ceint sa couronne,
Sacrent, de leurs joyaux, le Printemps nouveau-né.

Seules, des fleurs d'hiver, pétales à pétales,
Dilapident sans joie un virginal trésor,
Et semblent, loin du givre et des bises natales,
Expier au soleil ses douces lèvres d'or.

Leurs floraisons, vois-tu, sont filles de la neige,
Vierges d'un blanc royaume étoilé de grésil,
Et craignant de survivre au baiser sacrilège
Qui leur ferait, peut-être, adorer leur exil.

Ah ! c'est peu de la mort pour payer tant de gloire !
Mais toi, si le passé que tu vécus ailleurs
D'un pur pays de gel irise ta mémoire,
Que mes baisers, enfin, ne t'en soient que meilleurs !

Délices de la chair ! extases interdites
Où l'excès du désir s'épure à tant d'amour !
Un renouveau sacré t'initie à ses rites :
Marche dans ses rayons et vis ton premier jour !

Tu sors en frissonnant d'un destin monotone,
Comme à l'âge charnel des claires pubertés,
Autrefois, sur la mer que sa naissance étonne,
De l'uniforme écume a jailli l'Astarté !

O sources ! gais cailloux qui font rire la rive,
Et se multipliant dans les échos des bois!
Ame qui t'écoutais, de toi-même captive,
Qu'est-ce donc qui t'emplit d'une ineffable voix ?

Murmures des roseaux où filtrent les eaux fraîches!
Cris lancés à plein vol dans un azur mouillé !
Herbes où grinceront, l'été, des ailes sèches!
Bonheur qu'à son insu l'on vit agenouillé !

Oui, j'ai vécu sans toi des heures ineffables
Qui se chargeaient d'un sens âprement déchiffré,
Exaspéraient la vie et me mêlaient aux fables
Où sur des front élus tombe un signe sacré!

Mais j'oublie à présent leur vaine frénésie...
Nous respirons ensemble un parterre ingénu.
Quelle âme est d'un élu, si tu ne l'as choisie?
J'appris à te connaître et tout m'est mieux connu!

En quels lointains d'hiver et de froids paysages
Recule au bord du ciel et plonge, dans le bleu,
Avec les grains sanglants de ses grappes sauvages,
Comme un soleil du soir, l'ardent buisson de feu !

Un grand vent lumineux draîne les brumes sombres...
Saluons des deux mains nos cléments horizons !
Les arbres fraternels entrelacent leurs ombres
Au parc miraculeux qui mêle les saisons.

Là-bas, les prés d'avril se hérissent de prêles...
Vois les mauves épis d'un tamarix en fleurs,
Dont les feuilles, de loin, semblent des algues grêles
Sur qui toute la mer de l'aiguail est en pleurs.

O viornes légers, glycines où s'accrochent
Aux rameaux fléchissants mille essaims violets !
Lilas qui te pressent et berce à ton approche
L'encens respectueux de ses tendres bouquets !...

Chutes d'or du cytise au passage effleurées
Qui figent sous l'azur leur frais ruissellement :
Un légendaire amour dans l'averse dorée
Fermera-t-il tes bras sur l'immortel Amant ?

Respire les yeux clos cette pluie odorante :
Au chimérique instant du céleste baiser,
Il se peut qu'en esprit tu sois une autre amante,
Mais c'est moi que ton cœur voudra diviniser.

Un être radieux par tes gestes s'exprime...
Sois la lampe qu'on taille en un marbre veiné,
Un beau corps translucide à sa lumière intime
Et, baigné de lueurs, un Esprit incarné.

L'été de flamme et d'ambre où ta chair s'est hâlée
Nous précède à présent, ou rayonne de nous...
Ton souffle, en caressant les touffes d'azalée,
Soulève leur pollen comme un nuage roux.

Dans ces massifs épais, il en est temps, arrête !
Fais silence, qu'on ne t'évente en cet abri.
La Vie ardente aura des bonds de jeune bête
Et passera dans la lumière avec un cri !

Dompte-la, si tu peux, sans violence obscure,
A son mufle embrasé crispe donc tes doigts blancs...
Esclave de sa fauve et frénétique allure,
A des bonds éternels tu nouerais tes élans !

Ah plutôt ! par la fête innombrable et la joie
Des eaux vives, des cieux, des étangs, des forêts,
Ne crains pas d'immoler l'impérissable proie :
Fais ton butin, lance tes sens comme des traits !

La Vie ! elle est à vaincre à coups d'épieu sauvage !
Tue au vol le bonheur qui traverse le temps !
Pour quels cieux lissait-il son magique plumage ?
Ramasse l'oiseau mort, frondeur de peu d'instants !...

Saccage les taillis, si tel est ton caprice !
Dryade aux flancs meurtris, est-ce vous qui saignez ?
Fais pleurer jusqu'au soir, à mordre la Nourrice,
Des perles de résine aux arbres résignés !

En mutilant les bois, frappe ! tu les émondes...
Mêlant le ciel nocturne à leurs rameaux féconds
Ils portent sans fléchir le faix divin des mondes,
Comme un poids naturel d'étincelants bourgeons.

Tu te défends, dis-tu, d'un vertige funeste...
Quand tout s'exalte en moi, quel repos est le tien !
Va ! la sérénité que ton sourire atteste
D'un être encore enfant est le suprême bien.

« — J'écoutais ta parole, ami, paupières closes,
» Tel qu'on suivrait au tintement de son collier,
» Evanoui bien loin dans la poussière rose,
» L'attelage qu'enlève au trot le muletier.

» Ton frais enclos n'est point, murmure l'incrédule.
» Je me leurrais au bruit de ton rêve argentin.
» Comme un grelot suffit et m'évoque la mule,
» J'ai dû fermer les yeux pour croire à ton jardin. »

Ah ! que dis-tu ? hume l'obscurité, va ! touche,
Capture, abats sur tout d'invisibles réseaux !
Tiens ces fruits pour réels s'ils parfument ta bouche
Eprouve, au creux des mains, la fraîcheur de ces eaux...

En vain les clairs aspects rampent vers les ténèbres :
Tes sens multipliés les débusquent d'accord...
De cent bûchers vermeils, dans les ombres funèbres,
Les yeux de ta mémoire étincellent encor !

Ruisseaux luisant sous l'herbe et pareils à des lames,
Flamboîments d'horizons et torches des rosiers
Qui s'inclinent au vent comme dansent des flammes,
Le jour t'éblouissait d'universels brasiers!

En te brûlant les yeux l'évidence t'aveugle.
Ecoute au moins, de ta vermeille cécité,
Par ce soir pastoral la Nuit douce qui meugle,
Mélancoliquement la Nuit douce d'été !

Vendanges, les soleils ont mûri votre gloire !
Et l'Automne s'accoude aux pesants espaliers.
Nul n'aspire à ses dons qu'au prix d'une victoire...
Il égrène la grappe et son rire aux halliers.

Et que luise ou s'étouffe aux sursauts des mêlées
La braise, prompt éclair, à la fente des yeux,
D'âpres rixes, piaffant sur les feuilles foulées,
Culbutent, dans le soir, des chèvres et des dieux !

Ainsi je vous lançais, grappes de ma jeunesse,
D'un beau geste d'automne à de rauques taillis,
O fruits mûrs convoités de l'obscure faunesse,
De sa faim, de sa soif, de ses dents assaillis.

L'automne en qui j'ai cru, n'est-il plus qu'un emblème ?
... Il me semble à présent qu'à voix haute rêvé,
Ce jardin qu'hallucine un peu de lune blème,
Est quelque songe ancien dans la fièvre achevé.

Certes ! nul mieux que vous, ô mon Passé d'orage,
N'a brandi vers la vie un pampre plus altier,
Et s'il faut à mon tour triompher d'un mirage,
Son mensonge, du moins, ne ment point tout entier.

Ce qu'il fit tressaillir à travers tant d'années,
C'est bien mon cœur de soirs et d'arrière-saisons :
Cymbales d'or des bacchanales déchaînées,
Onces et lynx cinglés de vignes, pâmoisons !

Le dieu pâle, l'élu des larmes d'Ariane,
Qui rôde sur son char en domptant l'univers,
A la gueule du tigre assouplit la liane,
Et se sent un esclave entre deux bras ouverts!

Mais enfin, mon royaume est l'adorable Idylle !
Loin de moi, hors de moi, perfide souvenir
Qui destines un sceptre à mon poing juvénile
Et ne trouves jamais qu'un thyrse à rajeunir !

Miracle ! j'ai brisé les ténébreuses trames !...
Et la lumière est bonne, Enfant, ton rire est beau.
Tout est tiède... Un nid chante, et c'est un long bruit
Qui sait ? ta voix aussi, n'est-ce pas un oiseau? [d'âmes.

                                    [m'aime...
« Je n'ai qu'un pauvre amour » tremble l'enfant qui
— En marche dans ses pas, léger d'un cher fardeau,
Quelqu'un qui lui ressemble au point d'être elle-même,
M'apporte à son insu le divin renouveau.

Prémices, frais orgueil de mes jeunes années
Et dont j'étais en pleurs, m'en étant souvenu,
Dans ma mémoire en deuil je vous croyais fanées,
Et vous refleurissez aux mains d'un Inconnu !

156

Ces guirlandes, et là, ces gerbes dénouées,
J'en veux faire à jamais le parfum de mes ans...
Chères lèvres qu'un doigt au silence a vouées,
Enseignez-moi la foi dans ces tardifs présents.

Dites, serait-il vrai ? se peut-il qu'on renaisse ?
Quoi donc ? l'Eden encor après l'Eden perdu ?
De qui tiendrai-je enfin un autre droit d'aînesse
Qu'au plaisir tentateur je n'aurai pas vendu ?

Est-ce de toi, Passant, qu'à mains jointes j'exhorte ?
L'ombre survit à l'ombre, un doute reste au cœur.
Salut ! quelque nom clair que ta jeunesse porte,
Il n'est digne de toi qu'en t'acclamant Vainqueur !

L'Amour, car c'est l'Amour, ce compagnon fidèle !
La clarté dont le ciel fête ainsi ses regards,
A mes yeux, brusquement, prend l'air surnaturelle :
D'une énigme imprévue elle est le sens épars !

Ce feu mystérieux dont j'ai l'âme éblouie
N'est plus l'éclat banal des vulgaires soleils...
Sous un flambeau meilleur tu t'es évanouie,
O Nuit, qu'entrecoupaient de sursauts mes réveils...

Car pour te lacérer d'une ardente lumière,
Quel feu vaudra jamais la flamme de Psyché,
Auxieuse du dieu dont sa tendresse est fière
Et que l'ombre éternelle à ses yeux eût caché ?

Rôdais-tu, grave amante, au fond des nuits sacrées ?
Depuis qu'en ce Passant je proclame l'Amour,
Je cherche quelle lampe en des mains enfiévrées
Hausse devant ses pas la lumière du Jour !

EPITHALAME

Les roses sur l'eau.

La main légère qui vous groupe,
Roses, en cercles parfumés,
Au bord sonore de la coupe
Veut le sommeil dont vous dormez.

Car dans ces vases où repose
L'orgueil des parterres défunts,
Un prodige a fait une rose :
L'onde est en fleurs de vos parfums.

Mains pâles de la Fiancée,
Quelle onde en fête enivrez-vous ?
La rose de votre pensée
Est toute déjà dans l'Epoux.

L'Art d'Autrui

(Sur la page de garde de *Au cœur frais de la forêt.*)

Pour Camille Lemonnier.

Un culte obscur et doux que ton œuvre consacre,
Maître, survit encore à l'exil des grands dieux.
Poings crispés sur l'éclair, chair de flamme et de nacre,
Aphrodites et vous, Zeus, éclatant aux yeux,
Hermès qui, dans le ciel d'âpres théogonies,
Ouvraient et refermaient l'aile de leurs talons,
Païennes déités dans l'opprobre bannies,
Plus de lueur qui luise à travers vos cils longs.
Comme les bœufs sanglants que l'hécatombe assomme,
Troupeaux des Immortels qu'abattent nos mépris,
Trop d'humaine détresse enténèbre vos cris,
Et l'Homme au fond des cieux, dans ces ombres de
Humilie à jamais ses rêves amoindris !   [l'homme,

Allaité par la Louve en nourrisson de Rome,
Maître, tu nous créas, dans tes labeurs puissants,
Un monde encor divin malgré les dieux absents.
Là l'Innocence est nue et sa chair printanière
A plus de nudité mêle plus de lumière.
Ils renaissent par toi, les matins ruisselants,
Monde des premiers jours et des premiers élans
Où le vrai Pan céleste, avant que sur ses lèvres,
Le rustique pipeau rythmât le bond des chèvres,
Eaux vives des torrents, sève des arbres verts,
Etait l'hymne vécue errant par l'univers.
Tout s'échappe en chantant d'une source éternelle
Tout l'avenir sourit au passé consolé,
Et sur les seins puissants de la Nuit maternelle
Tremblent les gouttes d'or de son lait étoilé.

Au peintre Emile Fabry.

pour lui redire mon admiration.

L'Homme entre dans ton art demi-dieu grave et rude,
Gardant de ton orgueil, Maître, dans l'attitude...
Les formes de ton rêve éblouissent l'étude.

Et le corps, de ta foi se sentant respecté,
Se remettant à croire à travers ta fierté,
A rejoint d'un effort son antique beauté.

Entre les cieux et toi c'est un accord étrange...
Du Créateur au peintre et de l'artiste à l'Ange,
Des présents inspirés se balance l'échange.

Dans le vierge limon s'incarnait la Candeur,
Qu'elle brûle déjà d'un éclair d'impudeur :
Ce qui s'en fait de cendre en atteste l'ardeur...

L'Eternité sort grâce à toi de la légende...
Le ciel n'a point de dons, le dieu n'a point d'offrande
Qu'en reflets immortels ton œuvre ne lui rende.

Par toi, dont l'idéal ne s'est jamais vendu,
Comme au bord du néant l'Homme nous est rendu :
Sa chair ne se dissout que sur l'Eden perdu...

Mais l'Eden renaissant la promet à la faute...
Ton art lui prête au moins la tutelle d'un hôte :
Dans ce qui veut déchoir raidis ton âme haute !

A Philéas Lebesgue,
en souvenir d'une étape à Neuville-Vault.

Pèlerinage littéraire.

On souriait en le disant Fils de la Terre,
Mais j'en croyais plutôt ce confident écrit,
Son art où s'est vaincu comme un don de se taire,
Et déjà mon respect, plein de son rêve austère,
L'affiliait à d'autres dieux, comme un Esprit.

Antée est fils du sol, qu'un front bas déshonore...
L'élan qu'y prend son pied d'autres l'ennobliront :
De ses quatre sabots s'inspire le Centaure,
Mais ce dieu hennissant que la Terre restaure
N'en dresse que plus fier le prestige du front.

On insistait en vain: « Ce dompteur de charrue
(Et le cal en répond, de ses rugueuses mains)
Accouple auprès des bœufs son Pégase qui rue ;
Le souci d'engranger la moisson rousse et drue
Donne à ses vers heureux d'inquiets lendemains.

Il habite là-bas, en colline picarde,
Près de hameaux déserts un village épuisé :
Soixante âmes à peine ont commis à leur garde,
Comme un vivant défi vers la Louve hagarde,
Ce dévouement obscur qu'un grand cœur trouve aisé,

Car, pareil à ces chiens hurlant à la pénombre
Qui soupçonnent du flair un fauve épouvantail,
Si des jeunes troupeaux se décime le nombre,
Il le sait trop, c'est que la bête louche et sombre
Par les guérets de France assiège tout bercail.

— A jamais compromis dans sa moisson charnelle
Le sol divin trahi par ses vivants hoyaux !
La France, hélas ! plus que la tombe est solennelle,
Et qui se sent prophète et se penche sur elle
Clôt déjà son vantail sur le vide d'agneaux.

C'est peu de méditer sur sa race appauvrie
En émoussant l'épreuve au lieu de la souffrir,
Et la paix inféconde égalant la tuerie,
Il se vivrait cent fois, et presque avec furie,
Pour tant de résignés qui s'aident à mourir.

Qu'il fauche avec ses fils, engerbe avec ses filles,
La moisson qu'il mérite userait l'affiloir,
Et sa femme au grand cœur, dans l'attente des drilles,
Met la bûche tardive à son feu de broutilles,
Où quelque salamandre habitera ce soir.

... S'il n'a point, au grelot des vieilles carrioles,
Emporté vers son toit des hôtes attendus,
Ni, lustrant du regard, du geste et des paroles,
Le pays qui s'allonge au bas des rampes molles,
Gardé sur sa douceur les esprits suspendus ;

S'il n'a pas évoqué, clocheton qui va poindre,
L'église et son village expirant alentour,
Ni, d'un geste de prêtre impatient de l'oindre,
Comme à quelque mourant qu'il lui presse de joindre,
Offert pour viatique un miracle d'amour ;

Viens donc ! découvre seul ces pentes ombragées,
Et la ferme qui tente au haut des chemins clairs ;
Les sources à l'étape ont de fraîches gorgées,
Et serrant le trésor des meules engrangées
Tout grenier s'entrebâille et t'enfièvre les airs.

C'est ici... reconnais l'idéal des poètes !
Qui fait choix d'Hésiode a prévu le fermier...
L'oiseau des basses-cours a l'aile des mouettes...
Il coule à ta rencontre en rigoles muettes
De l'or nauséabond qui s'entasse au fumier. »

Ironie ! Hésiode est le rival d'Homère !...
«Les Travaux et les Jours» ? roses d'un sol bourbeux!...
La ferme dès le soir s'entr'ouvre à la Chimère,
Et s'étoilant la vitre à sa lampe éphémère,
Sent s'attendrir vers elle un meuglement des bœufs...

O Paradis secret sous l'aspect de géhenne !
Et voilà que j'hésite à forcer son accueil,
Comme si le jardin d'une âme élyséenne,
Enveloppant d'encens la Tour éburnéenne,
De sa flore sacrée en défendait le seuil.

Quiconque à la beauté garde un culte fidèle,
Pour passer sur des fleurs aspire à s'alléger...
L'Ombre d'un pur poète erre sur l'asphodèle,
Et, faisant son orgueil d'un illustre modèle,
La masure est de loin la Maison du Berger.

Que la ferveur de l'art dans trop d'âmes soit morte,
Toute l'humilité d'un glorieux logis
Me dénonce nos temps dès le pas de ta porte,
O toi que l'horizon dans son langage exhorte
A fondre avec son ciel tes gestes élargis.

Je n'en bénis pas moins la rustique retraite
Où de vivre à l'étroit tu t'es moins dispersé...
Toi qui n'a point d'orgueil, c'est ta fierté secrète :
D'un rôle universel tu te sens l'interprète,
Et ce soleil épars tu l'offres condensé.

Les divins entretiens par dessus les querelles,
Qui donc mieux que toi-même en conserve le ton ?
Mon esprit qui butine aux fleurs surnaturelles,
Pour cette fois encore suspend, sur d'humbles ailes,
Une ivresse d'abeille aux lèvres d'un Platon.

Et que ce soit ta joie, ô Maître simple et grave,
De tenter d'un parfum jusque d'autres pays.
Ton fier isolement n'y mettra point d'entrave ;
Loin de n'être du bruit que l'innombrable esclave
Nous volons de partout librement éblouis !

Ta parole a du miel la suave attirance,
Et tu restes si peu du monde des bergers,
Que je crois, désormais, dépassant l'apparence,
Entendre bourdonner la bouche de la France
Sous l'immense désir des essaims étrangers.

Le Fumet du Quotidien

LES ASSOCIATIONS DANGEREUSES,

Parfois (dégoûts d'un tard venu !)
Las de la mode qui s'étrique,
Aux fresques du grand mur biblique
Je cherche un Adam simple et nu...

Il vêt une rudesse sainte,
Mais dans sa barbe qui fut d'or
Un arome persiste encor,
Fleurant l'Eden et l'hyacinthe.

— Souvenir tenace et pervers
Où, comme à la flamme des bûches,
Autour d'Adam, cerclé d'embuches,
Vont se brûler nos vieux hivers ! —

Je veux rêver du premier homme,
— Au son de quels psaltérions ? —
Eve, éparse dans les rayons,
Près des pêchers dore la pomme !

UN TENDRE

Sa Rosine moins blette en eût fait Chérubin...
Mais doter un filleul de restes d'hétaïre!...
D'un suprême sultan volontaire Zaïre,
Elle fut son Pactole, et son lit, et son bain!

O lit de vase et d'or, ô baignades divines !
Lui fut l'amant fantasque, indolent et très cher,
Qui contraignant sa chaise au jeu d'un rocking-chair,
Plus haut que son toupet étalait ses bottines.

Il levait droit les pieds comme on vise l'azur !
Mais l'essor s'en figeait au niveau de la table,
Où des plats, semblait-il, dans leur creux délectable,
Les trouvaient tôt ou tard au rendez-vous très sûr !

Ambition d'orteils par raison de chaussettes :
Filigrane de soie et de tendre couleur,
D'un prix, tôt reporté du débours aux recettes,
Qu'au grand livre d'amour il soldait de l'honneur.

On l'accueillait pourtant autour des marbres lâches
Où l'artiste inquiet et de gloire assoiffé
Goûte l'encens hâtif qui monte vers les tâches
Dont l'ébauche éternelle est parfaite au café !

Il agrippait à tous sa suffisance énorme.
Dût son double Pégase au brancard s'enrhumer,
Le coche de sa belle attendait sous un orme
Que sa verve d'Ovide eût repris l'Art d'aimer.

Parfois, au petit jour, d'une voix qui s'enroue.
Il offrait aux amis ce roulant Rambouillet,
Cette alcôve en partance et qui dormait sur roue,
Où son demi-sommeil contre ses poings bâillait.

Il y traînait encor ce parfum délétère
Dont la maîtresse mûre attise un jeune amant,
Ce mensonge de fleurs sur quelle aride terre,
Qui vers la chair sans grâce attire ingénument.

Comme des pèlerins sur un champ de bataille,
Les yeux prenaient plaisir aux suggestifs coussins
Où l'esprit saccageait, en assauts à leur taille,
Sous un vainqueur gagé des hanches et des seins.

Un jour que je rageais sa veule compagnie,
Il crut à ma fatigue, et, comme on s'attardait :
« Voulez-vous mon carrosse ? » offrit sa voix honnie...
» — C'est juste!... ce carrosse attelé d'un bidet ! »

CANTINES DE GUERRE

... « *Ce sont de grandes dames...* »
(*La Tour de Nesles.* Dumas père.)

I. En rupture de Samothrace.

L'auberge de mon choix m'excède
D'un rétif et long contre-sens...
Non qu'au rabais elle nous cède
Le chapon que gave le Mans...

La table claire offre une eau fraîche
A des clients de quatre sous...
L'ivresse, même de Campêche,
Ne les roule jamais dessous.

Ma mémoire, quel est l'artiste,
— Est-ce Van Dyck, est-ce Callot ? —
Qui de l'agape fantaisiste
Sortait en peignant son écot ?

Mais foin d'une absurde ressource...
Plus de festins qui soient trop verts !
Les poètes, mal vus en bourse,
N'auront point à solder en vers.

Nul n'est si pauvre que Tantale
Tournant au gueux dans ce pays,
Doive, exilé de notre salle,
Humer de loin ce paradis...

Par quelque échelle qu'on y grimpe
Le rêve agile y voit les cieux
Et savoure une heure d'Olympe
A la table où servent les dieux.

Si Watteau changeait en bergères
Les marquises à falbalas...
Nos déesses, plus ménagères,
Perdent leurs roses dans nos plats !

Et j'épie et suis à la trace,
Aux bols fumants chauffant leurs doigts
Des serveuses de Samothrace
Cachant des ailes... que je vois!

Et je sens, qui lutte et s'ébroue,
L'impatience d'un vol d'or,
Quand la table, ainsi qu'une proue,
Invite à l'appui leur essor !

II. ...Et d'autres.

Et d'autres, mamans qu'improvise
L'instinct de leurs cœurs avertis,
Adoptent la langue indécise,
Le balbutiement des petits...

Riens profonds experts à tout dire !
Murmures voilant leurs propos !...
Sens précis d'un vague sourire,
Sourdine dans la paix des mots !

Au seuil encor de la réserve,
Leur voix s'enhardit pour ce chant,
Et, timide en veine de verve,
Le babil en devient touchant.

Ah ! que fait d'elles l'existence,
De ces mamans des fils d'autrui ?
Que sont-elles dans leur silence,
Ces éloquentes d'aujourd'hui,

D'un excès de joie oppressées,
Elles n'assistent sans dédain,
Des pénombres de leurs pensées,
Qu'à des fêtes dans du lointain.

Et cet effroi des clartés vives !
Pudeur qui détourne du bal
Ces âmes si vraiment pensives
Que l'allégresse leur sied mal.

La seule force du sourire,
Le charme enlisant de leur voix
Sur l'enfance étend un empire
Dont le sceptre étonne leurs doigts !

Et les petits se reconnaissent
Dans ces humbles et grandes sœurs
Sœurs très grandes, mais qui se baissent
Sœurs très humbles, jusqu'à leurs cœurs !

Dérobant leur tendresse en elle
Elles grondent les chers méchants ;
Mais, justicières maternelles,
Sont douces aux remords d'enfants.

Comme une eau bleue où vont descendre
Les ombres précoces des soirs,
Tels, à force de feinte tendre,
Les yeux clairs se font presque noirs !

La Patrie meurtrie

A la Flandre, à la Wallonie.

LA SYMPHONIE HÉROÏQUE

...Un ciel lugubre, un ciel de flamme vers la Flandre...
Le soir attise au loin ses bûchers solennels,
Et du Dieu qu'il consume y disperse la cendre...

Mais c'est la gloire encor sur ces sanglants autels!
Votre holocauste ment, ô Soleils d'agonie,
Et l'éphémère nuit vous absorbe immortels...

Dans votre chair de feu quel orgueil se renie?
Méditez-vous jamais, dans la Lumière et l'Or,
L'abîme où s'éteindrait votre pourpre infinie?

Un azur monotone eût déçu votre essor,
Que déjà nos ferveurs, s'exilant sur vos traces,
Dans une ombre étoilée iraient vous suivre encor !

185

Vaine astuce des soirs et des bûches voraces
Où feint de se résoudre une éternelle chair !...
... Au delà de notre ombre illuminez les races,

Mais parlez en symbole à notre esprit amer,
Car sous le sang du soir saigne le sang d'un crime,
L'incendie et le sang des Fagnes à la mer !...

*
* *

— O Terre hospitalière et qu'un éclair décime,
Toi dont le sort tragique inspire ce couchant,
Le ciel sait ton martyre et lui prête une cime...

Qu'il exalte à jamais par le Soleil penchant
Ton exemple héroïque et ton apothéose,
Que l'oubli sur ta gloire ébrèche son tranchant !...

Où que ta cendre vole, où que ton cœur repose,
Que le respect du monde aille, les mains en fleurs,
Unir à tes lauriers l'hommage de la rose !

Tu n'auras point d'ingrats dans l'Univers en pleurs...
La guerre ailleurs encor multipliera les tombes :
Ton offrande totale a sacré tes malheurs !

Les peuples se diront: « Pour qui ses hécatombes ?
» Si ce n'est point pour nous, pour qui tombent ses fils,
» Dans les champs ténébreux que moissonnent les bom-
[bes ?

» Nos clairs décors, au moins, nous parlent de jadis,
» Et nos héros, mêlés à tout ce qui nous reste,
» Aux jardins épargnés survivent dans les lys !

» Tout cherche à nous leurrer sur l'absence funeste...
» En serrant après eux leurs objets familiers,
» Les doigts refont d'instinct la grâce de leur geste...

» — Souvenir ! cloître obscur aux sonores piliers
» Où, pénétrés d'un ciel que pressentent les âmes,
» Nous font signe du seuil les morts hospitaliers!

» Un charme a dissipé l'épouvante des drames
» Où les plus fiers de nous trébuchent à foison...
» L'orgueil soit dans les pleurs et dans l'accueil des
[femmes!

» Chères Ombres, salut, gloires de la maison !
» Evadez-vous d'un ciel si conquis par la terre,
» Que du sang l'éclabousse au ras de l'horizon!

» Venez ! voici la chambre et la lampe, — mystère !
» Et l'auguste silence, autour de sa lueur,
» Bat d'attente, ce soir, comme un cœur solitaire.

» Le vent glaçait sur vous vos linceuls de sueur,
» Et dans la plaine rauque où vos yeux vont s'éteindre,
» Ils ont dû, grands ouverts, voir rôder le Tueur !...

» Soyez-en mieux à nous, vous qu'on ne peut étreindre,
» Ressuscités enfin, mais en vos seuls élus...
» La vie a beau vous fuir, un Esprit sait la feindre...

» Comme aux grèves des mers les sables du reflux,
» C'est trop qu'un tourbillon tourmente la poussière
» De ceux qui viennent d'être et déjà ne sont plus !...

» Ombres qui renaîtrez, graves, sous la paupière,
» Flottez, nos yeux sont clos sur de chers souvenirs...
» La fête intérieure affine sa lumière...

» Les temps refleuriront où vos jeunes désirs,
» Promis à l'idéal, mais tentés par le glaive,
» Hésitaient avec vous entre deux avenirs...

» ... Vous maudissiez déjà le fer qui vous achève,
» O vous qui n'étiez plus qu'universel amour
» Et qui donniez la mort en blessant votre rêve !

» Quel sursaut de vaillance a marqué votre jour ?
» Mais quel jour compte encor, hors ceux qui font re-
» ...Eternisez en nous l'éblouissant retour!...»   [vivre?

* * *

Comme un rayon d'hiver qui visite le givre,
Tel sur les gens glacés tombe ton pâle éclair,
Suprême illusion dont un peuple s'enivre !

Il suffit d'un regard : le miracle est dans l'air...
Très lent à s'exiler, le Passé qui s'obstine
S'attarde où fut l'absent, aux marches d'un seuil clair !

— Heureux qui se fait prendre à l'astuce divine,
Et, dans un vain fantôme incarnant son regret,
Vole embrasser la vie où son cœur la devine...

O ciels trop fortunés ! champs, villes et forêts !
Vous gardez en jaloux vos hôtes de peu d'heures,
Et le cadre fidèle est gardien du portrait...

Mais toi, morte en tes fils, en deuil de leurs demeures,
Patrie, offrant ton sein aux sept glaives tardifs,
Ensanglante tes yeux aux larmes que tu pleures !...

...Jours amers ! horizons d'asphodèles et d'ifs !
Mère que tes enfants navrent d'un deuil célèbre,
Etends-toi dans la nuit de tes voiles plaintifs !

Garde-toi de poursuivre en d'ardentes ténèbres,
L'éclair des coups de feu qui regagne le noir...
Mieux vaudrait te fouailler à pleins ongles funèbres !

L'ombre épargne tes yeux qui contemplent sans voir...
La horde des uhlans est moite de carnage,
Et la bête boit rouge au sanglant abreuvoir !...

On pille au loin le bourg en flammes, et l'outrage,
Forçant ton sanctuaire, ô pudeur de l'enfant,
Pour mieux souiller l'amour en usurpe l'image !

Au mur, les hommes, tous! l'innocence qui ment!
Tous pêle-mêle au fond des fosses où les mouches
Fêtent sur les charniers le triomphe allemand !

Le sursaut moribond de ces victimes louches,
Figé dans son horreur défie encor l'oubli...
Un silence éternel râlera sur ces bouches !...

Et maintenant, bétail par le maître assoupli,
Sors sans crainte, troupeau d'orphelins et de veuves,
Hume ce sang tragique et de cendre sali !

S'il mêle de la terre aux eaux dont tu t'abreuves,
Lèche le doux bouvier qui n'est plus ton boucher...
Remâche bien la vie avec son goût d'épreuves!...

Songe au village, — en pleine nuit torche et bûcher...
Que les fusils sont lents contre tant de poitrines !...
Ah! sous le poing brutal, apprends à te coucher!

Du lâche aboi des mitrailleuses de Tamines,
Que le dégoût de leurs servants veut museler,
Médite, dans le vent les quintes assassines !

Un cœur pusillanime est prompt à se troubler...
Bourreau novice ardent à relayer ses aides,
Où le reître défaille, un chef ne peut trembler...

Comme il arrondira ses gestes secs et raides,
Ivre de convertir sur de prudents tréteaux,
Les grands actes du front en louches intermèdes...

Crocs contre crocs, là-bas, — couteaux contre couteaux !..
La vaillance est égale et la mâchoire aiguë
Happe le loup germain entre cent louveteaux...

Contre un chien de lumière un mufle noir se rue...
La même pourpre mâle arrose de deux sangs
La Bête lumineuse et la Bête ambiguë...

— Mais sur ces fonds de paix comme embués d'encens,
Voici, décors d'enfer, Breughels anachroniques,
Surgir le bourg d'Hérode aux temps des Innocents !...

Non le Fléau de fer, tout hérissé de piques,
Roide en son destrier, près de naïfs pignons,
Livrant aux lansquenets les berceaux léthargiques,

Laissant aux lances d'or de ses joyeux garçons
Le sadique plaisir de tendre à pleines broches,
Aux fringales du feu des grappes d'enfançons...

Mais l'Hérode teuton, tendre jet d'ères proches,
L'Hérode ménager des nerfs de son soudard,
Et fauchant de sa main au jappement des cloches !...

Hélas ! dans un décor de mensonge et de fard,
Que n'étiez-vous, massacre, un cauchemar d'artiste :...
Au moins épargnait-il la femme et le vieillard !

Sang d'enfants au berceau, cher au Maître simpliste !
Sang qui coule ignoré d'un trop jeune martyr...
Doux sang d'inconscient qui sourit à sa piste !

O pauvre chair exsangue, objet d'un repentir !
Vous mouriez trop sereine en la candeur des langes,
Et l'horreur de la mort y paraissait mentir !

Il faut d'autres blancheurs comme il faut d'autres fanges,
Aux Hérodes d'un temps où l'homme se fait Dieu !
Le vin qui les enivre a de fauves mélanges...

Rassemblez tout ! à coups de crosse, à coups d'épieu !
Hommes, adolescents, et femme et jeune fille,
...Et les petits enfants seront la part du feu !...

Bien !...

Horde monstrueuse où la brute fourmille,
Qui sors rauque et d'un bond des bois d'Arminius,
La défaite latine a lustré ta guenille...

Le vent t'élime au corps ta dépouille d'urus,
Et si tu dors parfois, pareille aux durs ancêtres,
La hache dans ton poing veille encor sur l'humus.

Tu retiens en ton cœur l'âpre exemple des maîtres,
Et, restant de leur race à travers tant de jours,
C'est leurs pourpres désirs, horde, que tu perpètres !...

Sois nombre ! Tes taillis ont de lascifs détours !
Ameute tes instincts pour qu'ils servent tes haines
Et qu'il naisse des loups de farouches amours !

Ton glaive gardé frais dans son antique gaîne,
Aux temps émasculés, aux cœurs abâtardis,
Assènera les coups de l'enfance germaine...

Tu t'avances au lourd murmure des bardits,
Legs des âges d'airain et des bouches lippues,
Et tes chants et tes poings, autant d'épieux brandis!

Cours au chêne prophète, ô peuplade repue,
Déverse à plein charroi l'or souillé des rançons
Que saignent pour tes dieux les dieux que tu conspues...

Mais, race que flagelle une épée en tronçons,
Trop de siècles vécus te contestent l'excuse
D'être par tes halliers un peuple des buissons...

C'est sous un nom chrétien que ton esprit de ruse
Enrôle sous ton aigle et hisse en tes pavois
La Gorgone allemande et le front de Méduse...

Le Christ sur tes fourgons émiette nos gravois...
Hélas ! au fleuve vert où se double Cologne
La cathédrale d'or le sonne à pleine voix !

A ceinturon de reître exergue sans vergogne...
Embauche à nos dépens l'Homme du Golgotha
Comme un Christ Sabaoth qu'allèche sa besogne !

Voici nos champs bourbeux où ta vague monta...
Et Termonde et Dinant, Tamines sous ta crosse,
Ma Corse sans maquis d'où point la vendetta !

Qu'on mitraille, qu'au mur implacable on adosse !
Un sombre grouillement de spectres courroucés
Impérissablement germera de la fosse !

Mais, pour complaire à tes victimes, c'est assez
Que, rançon de leur sang, à chaque coup de grâce,
D'autres qui te sont chers roulent aux noirs fossés !

Pêle-mêle avec nous se déflore ta race,
Et le Hagen germain contre tes clairs Siegfrieds,
Pointe une fois encor la lance qui terrasse...

Non plus comme jadis, aux rampes des granits,
Quand tes femmes, guettant de loin l'arroi funèbre,
Vers le mâle abattu hurlaient selon les rits...

La mort peut, cendre ou chair, et vertèbre à vertèbre,
Vanner aux quatre vents des âges tes héros,
Leur âme élyséenne argente ma ténèbre...

C'est Goethe, voix sereine éparse en nos échos,
Beethoven fraternel, mage des sons tragiques,
Qui traverse d'éclairs la moëlle de nos os !...

Formes d'azur glissant sur l'aile des tuniques,
Que des ombres, flottant comme elles dans nos cœurs,
Mêlent pensivement à nos propres Reliques !

Sans nous avoir vaincus, les voici nos vainqueurs,
Et, de ciels étrangers descendus vers nos limbes,
De nos hymnes secrets ils paraissent les chœurs !

A leurs cheveux légers les grappes des corymbes,
Par respect d'anciens dieux et d'un culte oublié,
Remplacent sur leur front les rayons et les nimbes.

Car dans le ciel du Nord de l'azur renié,
Leur stance voyageuse où bourdonne l'Hymette,
Remporte le soleil par eux multiplié !

N'ayant rien dans le cœur que leur voix ne transmette,
Ils prodiguent sans fin l'éloquent souvenir,
Prolongé tant de fois d'une extase muette...

Hôtes que ma candeur s'ingénie à bénir,
Vous voici brusquement mes remords et ma honte !...
Puisse mon triste amour s'entendre à me punir !

Car voici sur mon seuil l'Homme que rien ne dompte,
Comme au travers de nous vous convoitant du fer,
Debout, cils hérissés, hâve et la lance prompte !

Pour ta lame d'abord, Hagen, voici ma chair...
Frappe, mais au charnier qu'offre ma plaie ouverte,
Reconnais que ton meurtre, ô bourreau, te vaut cher !

La victime innombrable à tes coups s'est offerte...
Sous ton glaive brutal cent fois ressuscité,
Siegfried, au vent du fer, vole, poussière inerte !

Ris donc, Hagen germain, de ton rire hébété !
Le pur adolescent qui te portait ombrage,
Le voilà dans ton gouffre à jamais emporté !

— Mais s'il te vient trop tard l'horreur de ton ouvrage,
Si tu sens dans les vents d'un repentir tardif
La cendre de tes morts te fouetter au visage,

Si tu veux abriter en un temple votif,
Non plus au sanctuaire universel des Rome,
Le pur Siegfried germain, et toi, prêtre exclusif,

De quelque nom sacré que ton culte le nomme,
Schiller, maître inspiré, Wagner, maître viril,
Le Dieu qu'il fut à tous ne sera que ton homme !

Dans ton amour étroit il fera son exil !
Debout contre Hagen, Allemagne oppressée,
Qu'il soit dans la tourmente ou sur un trône vil !

Trop longtemps, souviens-toi, sa lance t'a blessée,
Marchande qui traînais par les sentes du Rhin !
— Cupide, il y noyait ton obscure Odysssée !

Et toi, tu descendais, cadavre, au fil serein,
Tes yeux morts reflétant des corbeaux et leur antre,
Dénoncer à la mer le Burgrave d'airain !

Allemagne, Allemagne, à l'égorgeur qui rentre
Dispute désormais, au fond des burgs nouveaux,
La dépouille et le cœur des peuples qu'il éventre !

Tu tremblais pour toi-même et flattas nos bourreaux,
Sans prévoir que, mourir étant le sort des lâches,
Ils te mettraient au poing des glaives sans fourreaux !

Secoueras-tu l'écume et le mors que tu mâches ?
Ploieras-tu jusqu'au bout, au long d'un vain élan,
Moins sous l'affront du faix que sous l'horreur des tâches?

Ah ! que n'es-tu debout, Allemagne d'antan !
Si tu veux qu'à jamais ta mémoire survive,
Tremble de n'évoquer qu'un bandit au carcan !

Restitue à l'amour, sauve de l'invective
Ton génie innocent souillé par quels exploits !
Rends sa cause sacrée à ta vigueur native !

Qu'attends-tu ?... mais plutôt, si d'inflexibles lois,
Héroïne du mal et du trouble héroïsme,
T'imposent ton destin et récusent ton choix...

Laisse alors se ruer, tout aile et tout lyrisme,
S'engouffrer dans ton sort pour forcer le futur,
Les bataillons vengeurs de notre idéalisme !

Jusqu'au jour où viendra le bel éphèbe obscur,
Par dessus le charnier sauvage où tu te vautres,
Implanter dans ton rêve et dans ton morne azur,

Ta liberté conquise avec le sang des autres !

Le Goût de la Mort

LA MORT DE L'HOMME

ÉPITAPHE

Frêle artiste ! déjà l'espoir
Ceignait d'orgueil tes graves tempes,
Quand, musicales, sous nos lampes,
Tes mains livraient ton âme au soir !

Rends-nous enfin ton pur savoir,
Beau Livre clos sur tes estampes !
Glisse, chère Ombre, au long des rampes,
Et parmi nous monte t'asseoir.

Jeune homme, tu naissais à peine !
O beau poème à forme humaine,
Moins réel encor que rêvé...

Vois ! le néant t'idéalise
Et de ton sens inachevé
Parfait la musique indécise !

LA MORT DES PEUPLES

A Théodore Moulin,
qui nous a penchés sur l'agonie russe.

LES HALEURS DE LA VOLGA

(Au programme d'une fête de charité.)

Ils remontent parfois à travers ma mémoire,
— Echos de l'art fervent qui nous les divulgua, —
Ces chants que les haleurs, fils de la Terre Noire,
Traînent avec leur barque aux bords de la Volga.

Dans le grand fleuve d'or crépite un crépuscule,
Et cent bateaux épars se hâtent sous ces voix,
Dont le vivant épieu comme un troupeau stimule
Et guide au ras des eaux la file des convois.

Les plaines, alentour, tout en gerbes dorées,
Guettent parmi les vents la musique des chœurs
Ebauches qui, là-bas, sur des brumes nacrées,
Flottent dans mille bruits qu'interprètent des cœurs.

Le fleuve est sur ta lèvre, ô haleur qui t'arc-boutes,
Et, dans tes airs berçant les herbes et les joncs,
A travers tant d'espace il me sait aux écoutes,
Volontaire captif du prestige des sons...

— Autres temps ! tout son cours, ô Russie, est ténèbres !
Et la faim t'exténue et chaque effort tenté
Au dos de tes haleurs fait sourdre les vertèbres
Et courbe sous la sangle un squelette hébété !

Et nous, te dédiant notre fête, ô Martyre,
Notre cœur à ce point te serait étranger
Qu'il voue à tes malheurs, dans la fièvre et le rire,
Un culte inconscient sous un rite léger ?

Comprenons-nous si mal ta rumeur d'agonie,
Grand peuple des haleurs instruits par les roseaux,
Toi qui reçus jadis l'instinct de l'harmonie
Comme un don fluvial des berges et des eaux !

Reste-t-il tant d'attraits à tes lèvres défaites
Qu'au sens de leurs appels nous nous soyons mépris ?
En vain, pleins de ta mort, se dressent tes prophètes...
La distance ironique a méconnu leurs cris.

Mais non ! rien ne l'ignore, et faute d'un miracle
Sur la steppe qui gerce et se meurt de soleil,
Rien ne reste survivre au fatal habitacle,
Qu'une vie obstinée et semblable au sommeil.

Parfois le râle épais d'un spectre qui sursaute
S'évade comme une âme et chevauche le vent,
Et, versant l'insomnie où que l'accueille un hôte,
Aux remords de nos nuits inflige un confident.

Sous une ombre pesante ainsi qu'un lourd reproche,
Il attise nos sens, ce fantôme indigné,
Et, l'hymne étant trahi qui meurt de proche en proche,
En sauve au moins l'écho dans un monde éloigné...

...Comprends mieux à présent, toi qu'un désastre apporte
Spectre qui suis du doigt, aux ciels où tu naquis,
Les chants désespérés d'une race mi-morte,
Loin de choir au silence, ils nous avaient conquis...

Regarde ! nous chargeons d'espérance et d'étoiles
Des flotilles d'azur et de sûrs réconforts...
Nous pressons de nos cris la paresse des voiles...
Ensemble nous volons vers la Terre des Morts !

Et trouvant à l'amour la puissance des charmes,
Nous voici les haleurs de ces convois sacrés
Qui remontent, chantants, le long cours de tes larmes,
Les torrents ruisselants que tes yeux ont pleurés !

L'IRONIE DE LA MORT

A son cher Stan Van Offel,
en souvenir de son *Alphabet macabre*.

LES RACCOLEURS

La Tombe, que déçoit sa nécropole obscure,
Palliant de ses vœux ses aspects inhumains,
Deux spectres, dès minuit défroqués de leur bure,
Deux osseux compagnons entrent dans nos chemins.

Et les voici geignant, raccoleurs des Ténèbres :
« Pitié pour vos défunts dans la glaise engaînés !
» Le froid d'une autre mort se mêle à leurs vertèbres,
» Et l'ennui les retient jusqu'aux os gangrenés.

» Qui de vous, chers Vivants, dépouillant l'égoïste,
» Aux arcanes d'horreur nous suivant tous les deux,
» Dotera ces reclus d'un horizon moins triste
» Que cet ais aux clous noirs qui pourrit avec eux ?

» Il leur faudrait, au fil des heures aiguisées,
» Des meules pour le temps comme pour les couteaux ;
» Un sarcophage ouvert, tels qu'en ont vos musées,
» Où la Vie en passant plonge ses yeux brutaux.

» Bâille l'éternité dans de frustes Egyptes !
» Pour vos morts à l'étroit nourrissons des projets
» Où, s'évanouissant le rampement des cryptes,
» S'étagent à grands bonds tours et dômes de jais.

» Il faudrait rendre aimable aux peuples du squelette
» Un séjour monotone et qu'offusque la voix...
» Que des messes d'en bas, prétextes à toilette,
» Sur des parvis mondains les attardent parfois...

» Rôdent de morts en morts ces caquets de ruelle
» Dont les mots chuchotés ont des tours de billet,
» Et qu'inspire et polit, de l'exemple, autour d'elle,
» L'Arthénice fantôme en l'obscur Rambouillet.

» Les morts, dans leur mémoire, ont de frais paysages
» Pleins des moires de l'onde et des moires du ciel,
» Vains restes du passé qu'ils traitent de présages,
» Et dont le fond charmant offense le réel.

» O boudoirs enlisants, longs regrets des Fulvie !
» A l'ombre de Saint-Marc, ramiers blancs, frais
                                        [sorbets !
» — Rendons l'ancien décor à ceux de l'autre vie,
» Et l'amour, et l'argent, pourvoyeurs des gibets...

» Une part des humains pâme de **perdre** l'autre...
» Puissions-nous méditer, en l'éternel loisir,
» Sur vos fruits où le ver innombrable se vautre,
» Emblème de la faute et rançon du désir.

» Point de monde parfait que le mal n'assaisonne,
» Et si la mort confite a des airs de sommeil,
» Secouons, faux dormeurs, la vertu monotone,
» Aux rasades d'un cru qui tient lieu de soleil !

» Suivez-nous, Artisans, Piranèses de villes,
» Assurez-vous la gratitude du Tombeau !...
» Un beau zèle ennoblit les truelles serviles :
» Que la cité funèbre ait l'essor d'un arceau !

» Quiconque y soit valet s'il en conserve l'âme...
» Que l'Usure ouvre un compte aux Prodigalités...
» Qu'un négoce macabre éclaire à sourde flamme
» Aux nocturnes clients ses entrepôts hantés !... »

— Ces maîtres embaucheurs, experts dans la visite,
Où que plaide le contre imposeront le pour...
Quel homme à leur appel au bord du gouffre hésite
Pour peu qu'il soit sensible au fraternel amour ?

Chacun selon son cœur se découvre des frères
Enfouis dans l'oubli comme sous le gazon
Et qui, le long des jours doublement funéraires,
Sont étreints d'une gangue et vêtent leur prison.

De leur pitié soudaine Otages magnanimes,
Comme ailés de remords et d'un spectre excités,
Ils volent, en suspens sur des arches d'abîmes,
Construire à l'Au-delà ses tardives cités.

Et de ce couple d'os, eux, la vivante proie,
Sous le vent de la Faux complaisants bâtisseurs,
Inaugurent d'avance, autour des feux de joie,
La Ville de leur œuvre en macabres danseurs!

*
* *

Ce qui touche au trépas est d'essence cynique...
Que gouaille désormais la voix de l'Embaucheur,
Longtemps persuasive et soudain sardonique
Dès les confins d'un monde où trône l'Ecorcheur !...

Et ceux qui s'élançaient pour réformer la tombe
Et retourner ce lit où se dort un enfer,
Sentent transir leurs os à mesure qu'en tombe,
Comme un bon vêtement, la tiédeur de leur chair.

Tous voudraient sur leurs pas revenir d'un pied preste
Et rejouer leur sort sur d'équitables dés...
Point d'Electre au retour pour reconnaître Oreste
Réduit, comme un squelette, à ses os dénudés !

Je frémis dans mon cœur de leurs révoltes vaines
Et sous un ciel limpide et que rien n'a troublé,
Sarcasmes de bourreaux et détresses humaines
Chargent d'un double orage un azur étoilé.

De dupeurs à dupés le colloque vacille...
O dialogue noir dont halètent les vents !
Ainsi qu'au reliquaire on enchâsse l'esquille,
Ce qu'en sauve ce livre est transmis aux vivants !

*   *   *

Et les spectres entraînent un ACTEUR :

En frusques sur la scène, et dans ta vie en frasques,
Tu mentais sous ton rire et mentais sous tes pleurs,
Glabre acteur qui d'instinct te vouais aux deux masques
Et leurrais en Janus tes naïfs spectateurs.

Et puis c'est le tour d'un BERGER :

Bête dans mon Troupeau, sujet sous ma Houlette,
O berger pourvoyeur de l'abattoir béant,
Voici sur ton soleil l'ombre de mon squelette
Et, l'agneau qui te charge a l'air d'un nœud coulant.

Mon frère le Squelette, accouple à ma Coquette,
Pour le macabre bal ta prestance de Beau.
Vois ! le piège l'a prise où se prend l'alouette,
Ce miroir que je tends à ses plumes d'oiseau !

Et les deux spectres contrefont
la DEVOTE.

Mains jointes, nuptiale en ta noce dévote,
— Vierge rance qui s'offre au sérail de l'Epoux! —
Puisse au divan mystique où veille un cher Despote,
T'accueillir cette nuit moins squelette que nous!

Les spectres entraînent un EVEQUE :

Sous la crosse et la mitre et les titres durables,
Tu mets ton poing, tu mets ton front, Chair en aveu !
Tes os seuls survivront, Evêque, — os misérables!...
Pour étreindre ta mitre, et ta crosse, et ton Dieu !

Du fond de la fosse que vient de creuser
un FOSSOYEUR,
l'un des spectres qui l'interpelle, lui
désigne son compagnon qui se carre près
de la tombe, dans la bure du moine :

C'est toi qui l'empliras, vieux ! ta fosse parfaite...
Ce moine à claire-voie en arrêt sur le bord,
Pour qu'aux vers du péché d'autres vers fassent fête,
Saura bien, t'absolvant, te laisser quelque tort !

Mais cette fois les spectres sont d'humbles
suivants du GUERRIER,
dont l'habitude est de commander :

Toi, mon casque lauré, toi, la cotte de mailles !...
Squelettes, je commande en guerrier parlant clair,
En route, au son voilé des caisses de batailles,
Et j'ordonne le feu dont m'abattra l'éclair.

La Mort se promet de cette HARPIE,
qui rechigne à la suivre, humble et
prompte obéissance.

De tes poings dans mon poing passera la cravache,
Et je serai harpie en un rogue duel...
Des touffes d'un balai si tu fis ta moustache,
J'en roussirai le poil d'un fer rouge éternel !...

Et les spectres cajolent l'IVROGNE
en le poussant au tombeau.

Ce nectar généreux, nous qui fûmes ses hôtes,
Hélas, Tonnes à jour, nous l'engorgeons en vain...
A nos flancs, cher ivrogne, il suinte entre nos côtes !
Que ta peau qui se tend gonfle une outre à ce vin...

Bien en travers de ta mâchoire de gros dogue,
Qu'apportais-tu, vieillard, au Juge redouté?
Quelque os de criminel, le glaive juste et rogue?
Et l'orgueil, devant Dieu, de l'humaine équité ?

Allons, KLEPTOMANE ! suis-nous !

Tu volais par plaisir ?... nous te volons au monde...
... Mais souffre que d'abord, kleptomane vanté,
Comme un arbre à timbale un squelette t'émonde
Du multiple larcin par ton faîte porté.

Et toi, LABOUREUR, dépose la faux !

Nous aurons, laboureur, cette moisson finale
Qu'on fauche avec effort, qu'on engrange à pleins chars !
Mais vois si ta récolte à la mienne s'égale,
Toi qui seras épi dans mes gerbiers épars !...

Le spectre, tapi dans un lieu d'orgie,
murmure au MARIN :

J'ai des pinces, marin, comme sous l'eau le crabe...
Vois ! l'ivresse et le vice, en l'escale tapis,
Au fond trouble et vaseux d'un bar sept fois arabe,
Où la mort vient tout bas, le long de sourds tapis !...

« Je te montre la route, NEGOCIANT ! »

J'ai de l'aile au talon comme Hermès au pétase !
J'emporte au ciel prochain ton grand livre fraudeur,
Pour qu'un expert céleste ennemi de l'emphase
Dresse le clair bilan d'un négoce et d'un cœur.

« Emporte ton frusquin, OISELEUR ! »

Si tu tiens, oiseleur, au décor de ta vie,
Volière aux sûrs barreaux, chaînettes et perchoir,
Laisse la bonne Mort se rendre à ton envie,
Et dans sa cage en fer t'emporter quelque soir.

Beaux temps où l'on partait sur le dos d'un Pégase...
Tu me suis de la lyre et toi du mirliton ?
J'ai ma voix— il suffit — pour me fournir l'extase,
Et je m'en vais à pied survivre chez Pluton.

LE QUERELLEUR, par exemple !
entend bien faire une sortie mouvementée :

Mon nom n'est pas brebis... je m'appelle Querelle !
Si vous croyez qu'on va devant et que je suis !
Soyez pauvres de peau, tant qu'il vous plaît, séquelle!
Mes poings en grefferont sur vos os mal construits.

LE ROI est mélancolique : il quitte tant
de grandeur !

Roi, sur un peuple d'Os prolongeant mon empire,
J'ai cru régenter l'Ombre et rentrer au Banquet...
La Mort usurpatrice, en bouffon qui conspire,
Sous la boule du Monde a mis son bilboquet.

Voilà celui qui a cru vaincre la mort :
les spectres ricanent sur les pas
du SAVANT :

Vieux savant ! barbe blanche à s'éteindre trop prompte !
Me voilà (j'ai heurté!) dans l'antre du savoir!
Que pour vaincre la mort tu te sens loin de compte !...
Dis-toi cendre, vieux Faust, et suis-moi dans le noir !...

LE TRIMARDEUR ne craint et ne suit
que le gendarme : le spectre portera képi !

Que veut, entre tes doigts, ce gourdin qui voltige ?
Je le flaire à pleins trous, trimardeur, ce qu'On veut...
Prends garde ! mon képi me coiffe de prestige :
Je suis la Mort pandore, et pandore t'émeut !

L'USURIER est sans dignité dans la
mort autant que dans la vie: entendez-le
crier tandis que le harcèlent les spectres :

A moi, mes obligés !... au secours, mes ouailles !...
Ah ! qu'on me tue en homme et pas en usurier !
C'est votre or, dans mon sac, qui m'émeut les entrailles,
Et c'est vous qu'on secoue en gaulant le poirier.

La mort est dure au VALET, grand
déverseur d'eaux sales !

Puisque tu tends le dos, connais au pied le Maître !
Sois le valet parfait, Danaïde à rebours,
Soucieux de l'office où son goût l'a fait naître,
De l'urne toujours pleine et qu'il vide toujours.

> Le spectre regarde les WARANDEURS
> apposer le sceau de Dunkerque aux
> caques de hareng.

Warandeurs qui scellez le poisson sous les planches,
Que d'Ames par vos soins gagneraient aux apprêts,
Qui sentent le cadavre et des odeurs peu franches,
Faute des sels puissants embaumeurs de saurets.

Les spectres jouent aux anonymes, aux
médisants inconnus, à l'X.

— » J'ai mon loup pour repaire et le néant pour signe...
Je suis X...: deux serpents dans mon nom forment croix.»
— « Et ton sexe est masqué d'une feuille de vigne. »
—« Et d'être ton poignard, c'est au dos que je croîs. »

Les spectres vont droit aux Courtisans,
qui, pour s'attirer les faveurs du Maître,
sont toujours prêts à la délation, fiers de
se dire, comme ces ministres orientaux,
LES YEUX ET LES OREILLES DU
ROI :

Yeux du Roi, dites-vous, et royales Oreilles ?
Beaux titres d'espion comme en aiment les cours !
O voleurs de pollen déguisés en abeilles,
O voleurs de secrets surfaits par vos atours!...

Et puisque la ZELATRICE est une âme
en volcan, le spectre se penchera sur ce
cratère, comme jadis Empédocle sur son
Etna :

O cratère vivant qu'un squelette à binocle
Voit dégorger sa lave au long d'un carrefour,
Séduis donc, zélatrice, un macabre Empédocle
S'il peut deux fois périr de son fatal amour!...

L'Obsession de l'Au-delà

LA SYMPHONIE JUPITER

Tu sors de cette énigme où l'Etre absorbe l'être,
Etonné jusqu'aux pleurs de te connaître mieux,
Clair enfant dont la chair, toute à l'orgueil de naître,
Croyait ressusciter la jeunesse des dieux !

Ton âme, féminine à la fois et très mâle,
Dryade du bouleau que m'évoquait ton corps,
S'entourait de ta chair comme d'écorce pâle,
Et tes gestes en fleurs naissaient de ses transports !

Hélas, ô dieu déchu, la mort est dans ta force,
Et son image inerte engourdit ton sommeil...
La dryade se meurt au creux de ton écorce,
Ton âme s'évapore en brouillards au soleil.

Il restait tant de ciel dans ta forme mortelle !
L'Esprit qui, par éclairs, s'y laissait entrevoir,
Banni d'un firmament qu'il retrouvait en elle,
Ainsi qu'un autre azur l'habitait sans déchoir !

C'était peu d'être une âme en un corps périssable,...
Tu voulais immortel ce qui n'eût guère été,
Et que le pur Passant qui pesait sur ce sable,
Y laissât pour jamais de son éternité.

Et tu vivais alors de suaves mystères...
O chair surnaturelle où tout l'Eden fleurit !
En un transport mystique, au réseau des artères,
Où ne battait qu'un sang te parcourait l'esprit !

Tu n'avais pas saigné, d'une tardive épreuve,
Par les sept trous béants ton céleste pouvoir...
L'illusion, ce pampre, étreignait l'âme neuve
Et sur ce thyrse ardent gonflait son raisin noir !

Tout ton être naïf trempait comme une rive,
Sous mille abeilles d'or prometteuses de miel,
Au mensonge d'une eau qui leurre en sa dérive
Et, renversant l'azur, se donne pour le ciel !

Le dieu se pleure encor dans un homme farouche :
L'azur, profond reflet de ta divinité,
L'azur qu'à pleines mains tu portais à ta bouche,
Comme une eau vive entre tes doigts s'est égoutté !

Et pourtant dépouillé de toute essence vaine,
L'Etre dont tu déchois, le Pur que tu conçus,
Le dieu que promettait la syllabe hautaine
Ne gardait rien de l'homme et nous a mieux déçus !

Va ! mesure le gouffre à l'horreur de ta chute !
Tu n'étais plus ce dieu presque déshérité
Dont l'Univers rétif, inerte dans sa lutte,
Est triomphant déjà de l'avoir limité...

Tu n'étais pas contraint dans l'aspect qui le borne,
Par la forme divine et mortelle à moitié...
Enfant du statuaire autant que la licorne,
Dieu qui sent sa Pythie indigne du trépied !

Il ne t'eût point suffi de ployer la Matière
Plus rétive qu'un peuple au poing de l'imposteur,
De subir la rebelle en sa défaite altière,
Trop bravé dans ton culte et moins dieu que dompteur !

Car toute bouche écume au mors qui la pénètre.
A se vouloir de tout l'énergique milieu,
Qui s'enchaîne l'esclave a le destin du maître,
Et la haine est l'encens qui méconnaît ce dieu !

Du caprice qu'il sème ô fatale récolte !
Fruit amer qui déçoit sa vaine majesté !
Celui-là seul est dieu qui prévient la révolte
Et n'étend que sur soi son sceptre respecté !

Rien n'étant hors de toi, divinité plénière,
Qui donc, dans quel troupeau, sous tes jougs ennemis,
Quel bœuf eût empourpré la cinglante lanière
Dont le bouvier divin flagelle l'insoumis ?

Tant de fiers asservis sont esclaves à peine
Qui déjà dans leur geste ont l'instinct de trahir...
Toi, ton règne du moins ne savait point la haine :
Tu t'acceptais pour maître, heureux de t'obéir !

Comme au reflet du Dieu se sacrent les apôtres,
L'ombre que tu n'es point atteste ton soleil ;
O toi que l'on évoque en évoquant les autres,
Où rien ne se ressemble on te trouve pareil !

Sous aucun horizon ton Essence n'abdique...
Où donc choient en grains d'or, sur quelle étrange fleur,
Ces pollens étoilés qu'emporte un vent mystique,
Si ce n'est sur toi-même en fécondant ton cœur...

Et tu penchais ainsi ta solitaire essence
Sur le vertige et les aspects du devenir,
Ne palpitant qu'en eux la mort et la naissance,
Toi qui n'eus pas à naître et ne pouvais mourir.

L'immensité te ravissait dans une extase...
Tu l'étreignais des sens et d'un avide accueil,
Et jamais l'infini ne débordait ce vase
Qu'élargissait sans trève un prodige d'orgueil.

Ton regard tout puissant suscitait ce miracle
De t'emplir de lueurs, de rythme et d'univers...
Un souffle de Dodone emportait ton oracle
Si loin qu'il s'égarât sous tes ombrages verts !

Tes yeux s'ouvraient, t'affranchissant de tes limites,
Et le chœur gravitait, des Astres et du Jour,
D'une aube à l'autre cadencé selon tes rites,
A ton centre éternel enchaîné par l'amour !...

Pour peu que la lumière offensât ton caprice,
Tu plongeais dans une ombre esclave de ta loi,
D'un battement de ta paupière négatrice,
Le beau gouffre étoilé que tu portais en toi !

Mais la nuit constellait, à ton être fondue,
Les sens secrets qu'obscurément nous essayons...
Les mondes dispersés dans ta propre étendue
Au travers de ta chair échangeaient leurs rayons !

Et soudain tes yeux clos éteignant les abîmes,
Tu renaissais pure ténèbre en la créant ;...
Tout s'évanouissait dans tes gouffres intimes
Et toi-même, en ton œuvre, instaurais le néant !

*　*　*

Désormais, tu gémis... l'évidence t'habite...
Ceux-là ferment les yeux que guette un prompt déclin
Comme on cherche un regard au vide d'une orbite,
Rien qui survive en toi de ton pouvoir divin ! ...

Résigné désormais à d'humaines sagesses,
Tu fais tiens les trésors d'un pénible savoir,
D'un sourire anxieux mendiant ses largesses,
Pâle d'un avenir qu'il t'enseigne à prévoir !

Tu meurs déjà d'angoisse, homme, ta dernière heure :
Tu crois vivre, et voici, t'abusant sur ton sort,
Que tu roules tes jours au tourbillon d'un leurre
Et que craque en tes os le squelette du mort.

Tu souffrais dans ta chair ? le Sage te rassure :
« Pour guérir de ton mal sors d'un long préjugé...
» Où n'est point de matière, il n'est plus de blessure,
» Et l'être, simple esprit, n'est qu'un rêve imagé !

» J'étouffe au fond de toi l'Homme en pleurs dans ta
» Tiens de moi ta victoire, humble qui te soumets! [vie...
» L'homme n'est qu'apparence et te voici ravie.
» L'absurde illusion d'avoir été jamais!...

» Les yeux que tu fermais sur le sang de tes larmes,
» Ce qu'il tient de détresse en ce furtif éclair
» Où le cœur sent sa plaie et saigne sur les armes,
» Tout cela, pourpre tiède et froid tranchant du fer,

» Tes paupières s'ouvrant comme un éclat de rire,
» Ce qui te rend divins les instants des aveux
» D'où l'amour de soi-même est seul à se proscrire,
» Tout cela, force mâle et parfum des cheveux,

» Tout cela qui n'est rien s'il n'est point apparence,
» S'enfle, se creuse ou dort comme un rythme des eaux;
» Tout n'est que jeux de vague en ton intelligence
» Et rien n'est que ton ombre en tes propres réseaux ! »

Ainsi parlait le sage au bord de tes abîmes...
Pour t'alléger du mal dût-il t'anéantir,
Tu t'ouvrais à l'écho de ses leçons sublimes,
Tu n'étais plus qu'esprit et le sentais mentir.

Car au plus fort des maux qu'importe d'où l'on souffre ?
D'un leurre universel triste réalité!
Tu t'obstines à croire aux parois de ton gouffre
Et t'en fais un témoin, ô dieu précipité!

Tout t'étreint du dehors en l'obscure bataille,
Ce globe est ton embûche autant que ton appui.
De ses mille reflets sa présence t'assaille,
Mais que peux-tu pour toi qui ne vienne de lui ?

* * *

Depuis que tu n'es plus ta seule certitude,
Cherche donc hors de toi : tout n'est point blasphémé...
Des mages tard venus ont sculpté dans l'étude
Le masque du seul dieu qui vaille d'être aimé...

Ils décrètent très haut : « Longue gloire à l'Unique !
» Faux prophètes, déments contre l'Homme alliés,
» Gonflez de vent menteur, comme un pan de tunique,
» Les fantômes flottants des dieux multipliés !

» Dressez-leur des autels à d'étroits intervalles,
» Tous, dans l'encens d'un seul, se sentiront trahir !
» S'ils heurtent dans nos cœurs leurs volontés rivales,
» C'est en braver combien du crime d'obéir !

» Tremblants adorateurs qu'ils frappent dans la poudre !
» Tout immortel dépit, parmi tant d'Immortels,
» A l'encensoir voisin allumera sa foudre,
» Et du culte d'autrui vengera ses autels ! »

» Ah ! d'un choix sacrilège épargnez-nous l'épreuve...
» Livrez vos Panthéons aux fureurs de l'épieu !
» Tel qu'au même Océan cent ruisseaux en un fleuve,
» Que notre foi ruisselle en l'unité de Dieu ! »

La musique s'étouffe autour de ces louanges
Dont cent initiés n'encensent que le Seul,
Le Parfait dont l'aspect improvise les anges
Et qui dans ses rayons réveille le linceul.

Plus d'un Sage pourtant retient d'une imposture,
Que sans ces dieux rivaux, jaloux d'être encensés,
Jamais l'Homme, étriquant leur multiple nature,
N'eût flatté dans un seul cent tyrans condensés.

Et, par le sanctuaire où l'étreignent les Mages
Plus d'un, dont la ferveur avec eux y rêva,
Pense surprendre encore, au plus lointain des âges,
Les Elohim vaincus rugir dans Jéhovah !

Mais de leurs maigres mains dont ils ouvrent la Bible
Ceux qui gardent captifs les mystiques secrets,
Font sortir Javeh de cet antre terrible
Comme un rauque lion qu'ils entourent de rets.

Ses yeux chargés de rêve et de Terre promise
S'étonnent de s'ouvrir sur un monde ignoré
Et vers ses saints gardiens rugissant sa surprise,
Il cherche quelque proie à son courroux sacré.

Et le voilà, dieu de la horde passagère,
Comme au temps où ses crocs précédaient Israël,
Et, mordant à la gorge une race étrangère,
Servaient la prophétie en serviteur cruel.

Ils l'entraînent grondant du fond de sa tanière,
Ils connaissent l'orgueil de son brumeux cerveau,
Et, cessant de flatter sa rugueuse crinière,
Le réveillent du poing sur le siècle nouveau.

Ils lui disent tout bas : « Nous t'adorons encore,
» Non plus en Sabaoth, gardien du peuple pur,
» Mais sous d'autres aspects c'est ton nom qui s'implore,
» Maintenant et jadis, comme au fond du futur !

» Ainsi donc, gloire à toi qui reluis sur ma face !
» Nos idéals présents à demi révolus
» T'assignent, Eternel, des formes dans l'espace,
» Et tu rugis à tort, Monstre que tu n'es plus!

» Déjà Chair violente, avant l'ère romaine,
» Essuyant des esprits l'inquiet désaveu,
» Tu rugissais encor sous l'apparence humaine,
» Mais tu sors épuré de tes buissons de feu !

» Nous t'avons dispersé, Prince, dans l'invisible,
» Hors de ton sanctuaire à ce point agrandi,
» Que l'impie, à jamais s'aveuglant sur ta cible,
» Croit te blesser partout de son glaive brandi.

» Mais l'humble, dont la foi veut l'aide des prunelles,
» Où rien n'emplit les yeux se lasse de chercher,
» Et s'il faut ton martyre à ces âmes charnelles
» Donne-leur pour témoin ta blessure à toucher !

» Car nul ne sera dieu, selon ces simples âmes,
» S'il ne vient, bras en croix et la plaie au grand jour,
» Tout transpercé des clous ou tout marqué des flammes,
» Offrir à leur salut la rançon de l'amour ! »

* * *

« N'espérez donc qu'en nous ! » dit l'Orient bouddhiste,
Et par les longs massifs du jardin Loumbini,
Telle qu'au fond des yeux la douceur en persiste,
Aux grâces de l'enfance il contraint l'Infini.

» O Sage, ô dernier-né de la ferveur indoue,
» Nous te savons un dieu, toi qui naissais d'un roi...
» Ton existence humaine en vain nous désavoue.
» Qui n'eût prévu ton règne eût douté de la foi.

» Un miracle répond de ta céleste essence :
» Ta force puérile est maîtresse de tout...
» Et déjà dans l'instant que remplit ta naissance,
» Pensif parmi les fleurs tu te dresses debout !

» De tes pieds enfantins prémice vagabonde !
» Tu fis sept pas vainqueurs vers les quatre horizons,
» Et sur les dieux présents revendiquant le monde,
» Essayais le pouvoir de neuves oraisons...

» Enfanté dans un cri bienheureux de la femme,
» Promis avant de naître à ce sort idéal
» Dont le trésor secret attendait ton Sésame,
» Jusqu'au respect des lys tout te sacrait royal !

» Ton père, avec tendresse, et ta mère ravie
» S'aidant autour de toi des dieux et du hasard,
» Composaient le décor où se rirait ta vie,
» Et penchés sur tes yeux imploraient ton regard.

» Mais toi, tu repliais ta précoce pensée,

» Et, les Dévas pleuvant en averses de fleurs,

» Ton âme, dès l'azur sur leurs traces lancée,

» Se reprochait leur joie en écoutant nos pleurs.

» Tu grandis cependant : l'immanente sagesse

» Sut t'asservir trente ans à l'idéal commun,

» Et la Femme, qui fait son art de la caresse,

» D'une Yaçodhara te versait le parfum.

» En gestes de mortel en vain tu t'évertues...

» Au temple où tu descends éperdu d'onction,

» Vois ! le ciel se prosterne : un peuple de statues

» Humilie à tes pieds son adoration !

» Si les chœurs de l'azur voués à ta louange

» Ont par tes jeunes ans prolongé leurs concerts,

» Depuis ton jour natal les brahmanes du Gange

» Doutèrent bien des fois sur les veddas ouverts.

» Mais avant le Vieillard, l'Infirme et le Cadavre,

» Saint trois fois pour les cieux, mais de l'humble ignoré,

» Avant d'avoir vécu, Homme, de ce qui navre,

» Tu n'as frappé les cœurs d'aucun signe sacré.

» Car les dieux de l'azur ne sont point ceux de l'homme..

» Il t'a fallu dans un éclair mûrir ton sort ;

» Toi dont la brise en fleurs éparpillait l'arome,

» N'être plus que l'odeur qui traîne sur la mort !

» Tu t'arraches vivant aux délices profanes,
» Tu t'engloutis dans ta pensée et dans les bois,
» Et sous ton vêtement d'herbes et de lianes
» Tu sors ascète et dieu pour la première fois !

» Cakya désormais emplit l'âme exaucée...
» Mais céleste d'essence, il ne passe pour tel
» Qu'au jour où blêmiront, au fond de sa pensée,
» La vieillesse, la fièvre et la mort du mortel ! »

— » Soit ! qu'il saigne en esprit et s'épargne les claies !
» Un autre a mérité l'universel baiser
» Que pose notre amour sur les lèvres des plaies,
» Et qui donne au vrai Christ de s'immortaliser.

» Tout Dieu, comme un Lazare, a couché dans sa tombe !
» Heureux qui dans la mort trempe sa majesté.
» Un autre a pu survivre où notre Christ succombe...
» Mais le Christ ressuscite et pour l'éternité !

» Que n'a-t-il en esprit râlé son agonie ?
» Qui donc fustigeait-on dans ce pâle captif ?
» Sous moins d'outrage, et sans la pourpre d'ironie,
» Mon roi n'eût point conquis son prestige plaintif !

» Depuis vingt siècles pleins, lugubre privilège !
» Je sacre dans sa chair l'Homme qu'on tourmenta,
» Et j'entends retentir sous le choc sacrilège,
» Contre ses os broyés les clous du Golgotha ! »

— Quelqu'un se lève alors des profondeurs de l'être,
Qui sourit tristement des beaux noms prononcés.
Leur sens porte si loin ses mots aigus de Maître,
Qu'on cherche le carquois des traits qu'il a lancés.

« Je ne sais rien des dieux : les blocs de leur grande Om-
» Un mage au plein soleil les pousse tour à tour,   [bre
» Comme l'enfant naïf qui voulait scruter l'ombre,
» N'en retrouve aux clartés que du jour dans le jour !

» J'ignore tout des dieux, mais connais trop du monde
» Pour remettre à la foi le soin de l'ébaucher !
» Le temple qu'il n'est plus, la science le fonde,
» Et l'univers du prêtre est ma cible d'archer !... »

— Il parle et le voici dans les feux de son glaive,
Ou tendant comme un arc toute réalité...
Il lance au firmament contre le plus beau rêve
L'âpre flèche, et jamais flèche n'a mieux porté !

Il perce d'un trait sûr, sous la Terre farouche,
Les éléphants ~~pensifs~~ du rêve oriental,
Ou du vent furieux qui souffle de sa bouche
Ebranle sous le ciel ses piliers de cristal.

Grâce ! sous l'être impie un sol noir se dérobe...
A qui rien n'est sacré d'où viendra le salut ?
Nous tombons lourdement de la chute du globe,
Tout chancelle, et la proie au loin flaire l'affût !

…Mais l'archer souriant s'ingénie à sourire…
L'effroi qui nous maîtrise est sans force sur lui !
— « Vois! le vide t'épargne, il est vain de maudire…
» Ta chute infatigable est ton meilleur appui ! »

Et je comprends soudain la leçon du génie…
Rien n'est vraiment le mal qu'en restant l'incompris !
La certitude un jour, même dans l'agonie,
Réduira notre chair au calme des Esprits !

Or, parmi les Esprits, nul n'éclate en merveilles
Comme ces Etres purs, au fond des cœurs séduits,
Vous toutes, déités qui naissez de nos veilles,
Vous toutes, déités qui naissez de nos nuits !

L'impie à son insu récèle votre flamme
Chaque fois qu'un grand rêve étoile son œil fier…
D'un idéal mortel nous composons votre âme,
Et vous mourrez demain, ô vous, nos filles d'hier.

Eh bien, morts ou vivants, vous n'avez plus d'athées,
Eh bien, soyez nos dieux, Passants intérieurs
Fendant les paradis de vos ailes bleutées,
Sous le respect sceptique et les yeux épieurs!

Mais il est ici bas plus d'une âme naïve
Qui définit les cieux par un vol éternel,
Ne voulant pas de dieux à qui l'homme survive,
Ni, par dessus l'esprit, le règne du charnel!

Ah! s'il nous meurt jamais ce simple entre nos frères
Qui des seuls Immortels attendait le vrai sceau,
Penchons sur lui, penchons, sans les dire éphémères,
Ceux dont l'homme est la tombe autant que le berceau...

Ils serviront la race où leur sort est d'éclore,
Et viendront de leurs doigts fermer les humbles yeux,
Au faible qui sait mal s'évanouir encore,
Harmonieusement de la mort de nos dieux!

TABLE DES MATIÈRES

Le Livre viril

IV. L'Amour refleuri :

V. L'Art d'autrui :

VI. Le Fumet du Quotidien :

VII. La Patrie meurtrie :

———

Imprimé en Belgique.

———

Des presses de - -
L. COLLIGNON
9, rue Maximilien,
- Ixelles-Bruxelles